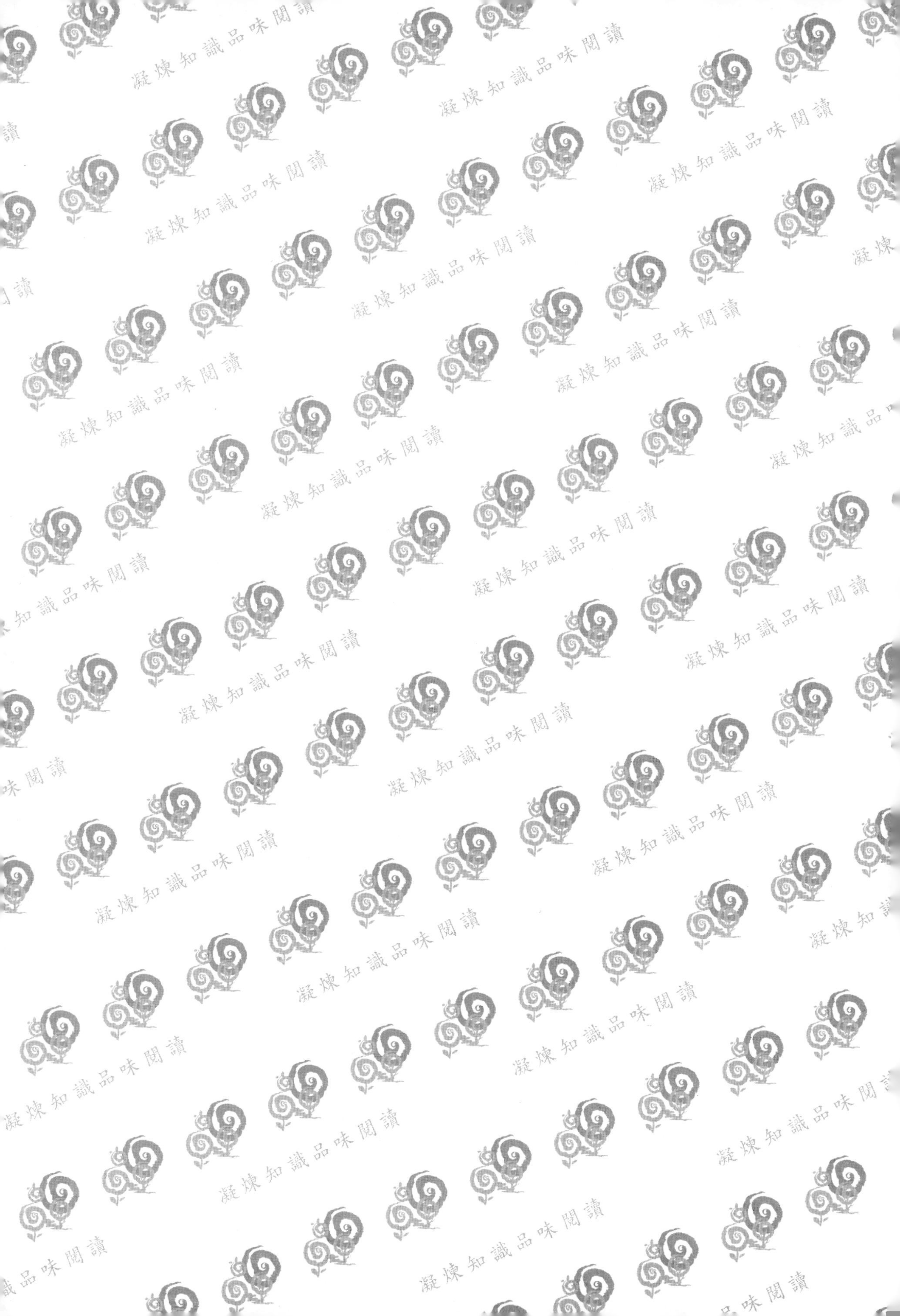
凝煉知識品味閱讀

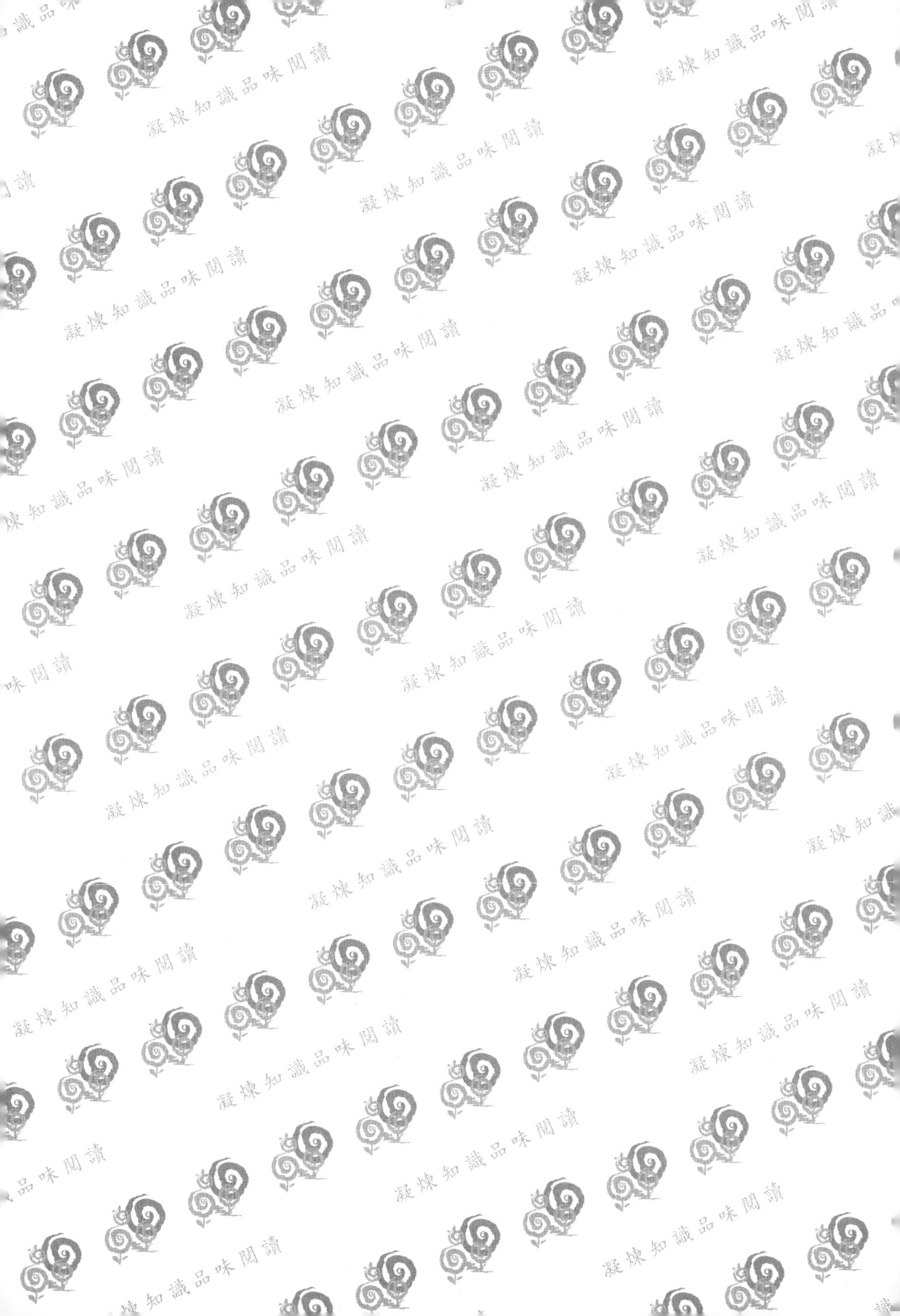
凝煉知識品味閱讀

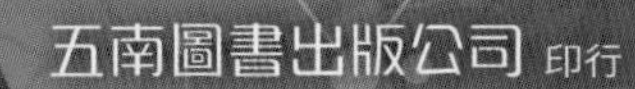
五南圖書出版公司 印行

肺功能檢查
原理與臨床實務

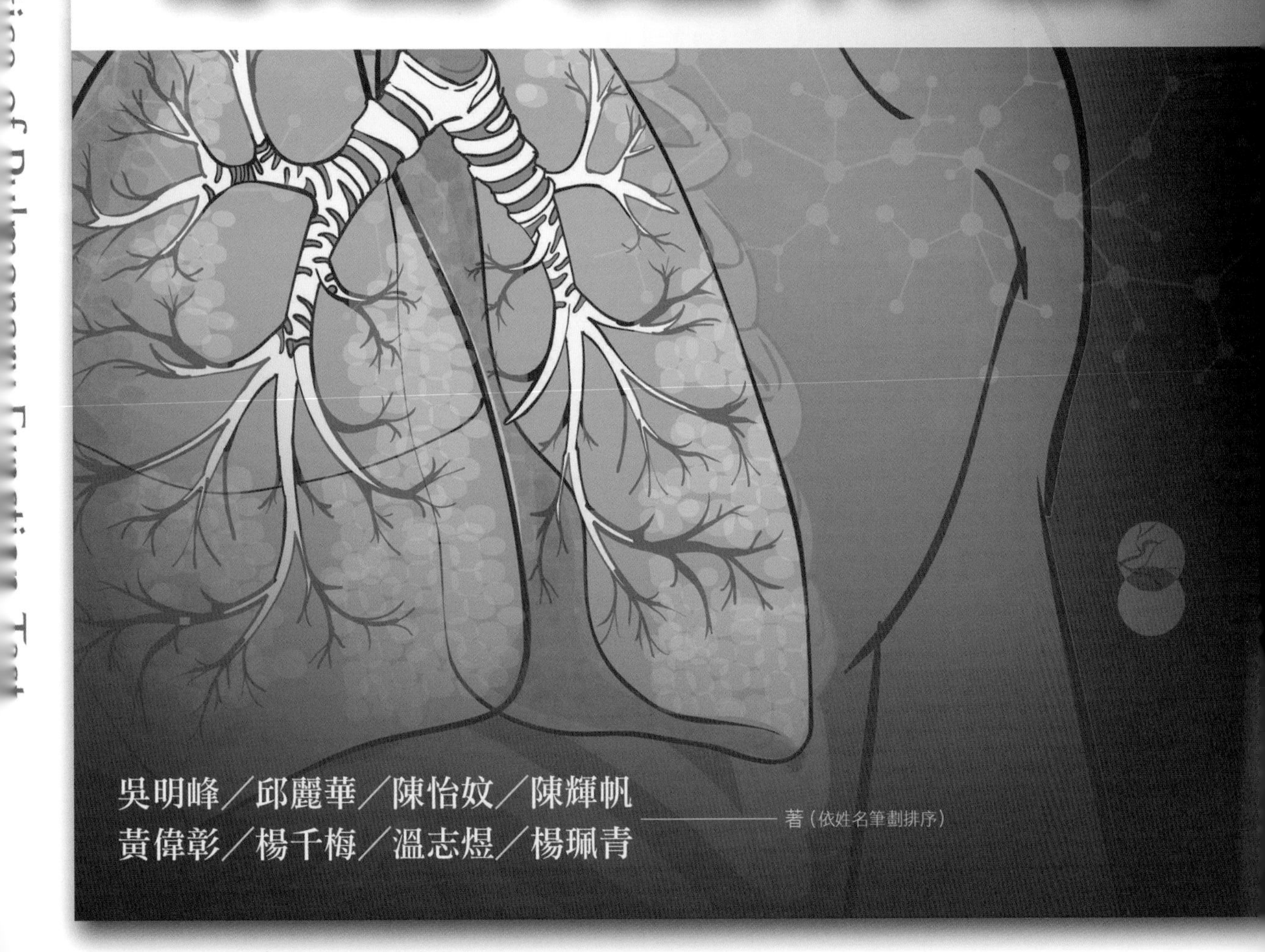

吳明峰／邱麗華／陳怡妏／陳輝帆
黃偉彰／楊千梅／溫志煜／楊珮青 —— 著（依姓名筆劃排序）

推薦序一

肺功能檢查是建立在生理學及物理學等知識上的一項醫學檢查工具，除了在診斷肺部疾病扮演了重要的角色外，也可以運用在評估治療反應及評估手術前後的風險。隨著電子機械技術的進步，肺功能機器也日益進步與普及，但肺功能檢查的執行仍必須有扎實的知識，以及有高度的技巧，指導受檢者配合，以得到可靠的檢驗數據。因此這是一項必須將理論與實務充分結合的工作，才能得到高品質的肺功能檢驗報告。所以執行肺功能的技術人員必須接受相當的訓練，才可以獨立執行檢驗工作。坊間關於肺功能相關知識的書籍頗多，但以肺功能檢查操作者爲出發點撰寫的書籍卻很少。臺中榮總胸腔内科自創院以來即建立肺功能檢查室，三十多年來在扎實的學理基礎上也累積了豐富的臨床經驗，一直是中部相關科系學生見實習的主要機構。本科肺功能室人員經三年多來的努力，將相關的知識與經驗撰寫成書，十分不易。希望這一本著作能造福學子及新進人員，建立扎實的學理及實作技術。

臺中榮民總醫院内科部呼吸治療科主任　詹明澄

臺中榮民總醫院内科部胸腔内科主任　張基晟

推薦序二

第一次跟吳明峰醫檢師見面是2001年面試睡眠檢查室夜間技術人員的時候，那時只覺他是一位誠懇、踏實、肯吃苦的年輕人，錄取他完全是毫無懸念的決定。日夜顛倒的工作並未影響他上進的決心，數年後我擔任胸腔內科主任時，恰逢技術主管退休，就順理成章的讓他調回日間工作，擔任肺生理技術組長。吳醫檢師於工作忙碌之外，對專業的精進從無止歇，而且不只依循前人腳步，更積極於發明創新，目前手上已有數十件發明專利。

肺功能檢查是協助醫師確立診斷，或監測疾病進程不可或缺的工具。但是醫療人員要取得相關知識，大多必須參考國外出版的書籍。本書之撰寫是吳醫檢師的構思，本書作者群皆爲一時之選，本書由臨床實務爲出發點，介紹呼吸道常見疾病，到肺功能基本原理，包括肺流量計、特殊呼吸道反應檢查、氣體交換檢查、肺總量檢查、呼氣一氧化氮檢查、漸進式來回穿梭步行測試、六分鐘步行運動測試、無線感測網路在下肢走路運動之應用。避免艱澀之理論，可提供讀者作爲建立肺功能檢查室的參考。最後兩章爲緊急處理及感染控制，前者可讓讀者了解於檢查過程中發生緊急狀況或儀器故障時如何排除；後者則可讓讀者了解如何做好感染控制，並避免檢查過程中的交互感染，讓肺功能各項檢查能在最佳的品管下，得到臨床最好的參考資料。

許正園

現任：臺中榮總臨床試驗科主任兼醫學倫理與法律中心主任

曾任：臺中榮總胸腔內科主任、呼吸治療科主任、第一人體研究倫理審查委員會主任委員

作者序

隨著全球工業化革命的進展，空氣汙染的嚴重度隨之增加，使得罹患胸腔與呼吸道相關疾病盛行率不斷提升，而年齡層也逐漸下降；此外，抽菸或粉塵工作環境也是呼吸道相關疾病與肺癌的危險因子，肺功能與相關的檢查，即是這類疾病診斷與治療追蹤不可或缺的工具。

然而，肺功能檢查除了臨床疾病的判讀知識，知道檢查數值的準確度以及儀器的穩定度也是必要的。由於傳統教育分科過細，科系之間的興趣及專長無法有效整合，以致於醫事人員對儀器所產生的訊號，容易忽略其穩定或干擾而造成檢查數值的偏異；對於工科背景人員，雖可設計好的儀器，但訊號呈現的意義及使用介面，則無法讓醫護人員或病患端得到較人性化的操作。這些問題侷限了肺功能的發展，以及診治與研究的困擾。

本書以臨床呼吸道常見疾病介紹作爲切入，讓讀者可以將疾病的定義作爲研讀基礎的背景；接著，介紹肺功能感測之基本原理，作爲臨床檢查項目最基本之認知；有了疾病的基礎與感測原理的基本認知後，即進入各項量測之操作實務及延伸的原理，每個章節後附有實際案例與重點複習，可供系統思考與練習，並提供感染控制與常見的緊急事件處理方式；最後，則以跨領域結合之章節，提供醫療科技發展之應用範例。

期盼本書的內容可讓醫學背景科系（如醫事檢驗學系、護理科系和醫學系、呼吸治療等科系）及其他工科學生（如醫學工程、機械等），發揮更寬廣的知識與更有深度與標準化的應用；對於相關行業之就業者，更能提升檢查品質與診治的參考。

本書大都利用下班後時段撰寫，因此，非常感謝家人給與的時間，以及許多前輩與長官的指導；此外，更感謝臺中榮民總醫院胸腔內科張基晟主任呼吸治療科詹明澄主任與臨床試驗中心許正園主任之推薦、胸腔內科黃偉彰醫師、國立中興大學溫志煜教授與其他專家在百忙之中提供章節，讓本書的結構更爲紮實與內容更爲豐富。本書之作，達三年之久，且雖已多次校稿，疏漏在所難免，還望讀者多給予指導與回饋。

作者群簡介

（依姓名筆畫排序）

吳明峰

現職

臺中榮民總醫院內科部醫檢師（2010/11～）

中臺科技大學醫學檢驗生物技術系部定助理教授（2014/07～）

中華民國醫事檢驗學會醫事檢驗臨床指導教師（2011/04～）

臺灣睡眠醫學檢驗學會睡眠醫檢師（2008/07～）

臺灣睡眠醫學學會睡眠技師（2008/03～）

學歷

國立中興大學電機工程學系博士班（2007/09～2013/06）

亞洲大學資訊工程學系研究所（2004/09～2006/06）

中山醫學大學醫事技術學系（1993/09～1997/06）

經歷

臺灣臨床生理檢查技術學會第一屆常務理事（2014/08～2017/08）

臺中榮民總醫院產官學合作研究發展管理會委員（2012/01～2013/12）

中臺科技大學100學年度業界專家（2011）

臺灣睡眠醫學檢驗學會第一屆常務理事（2007/03～2010/03）

臺中榮民總醫院內科部醫檢生（2001/11～2010/10）

署立臺中醫院病理科研究助理（2000/09～2001/06）

臺中榮民總醫院病理部技術士（1999/09～2000/06）

邱麗華

現職

臺中榮民總醫院胸腔內科契約醫事技術師（2007/07～）

學歷

中臺醫事技術學校醫管系（2001/09～2003/06）

中臺醫事技術學校護理科（1990/09～1995/06）

經歷

臺中榮民總醫院胸腔內科研究助理（2006/06-2007/07）

臺中林新醫院專科護理師（1999/04-2006/04）

臺北馬偕醫院護理部護理師（1995/07-1998/06）

陳怡妏

現職

臺中榮民總醫院胸腔內科超音波室醫事技術師（2012/02～）

學歷

弘光科技大學護理系（2006/09～2008/06）

經歷

臺中榮民總醫院護理部神經內外科病房護理師（2008/08～2010/08）

臺中榮民總醫院腔內科張基晟醫師研究助理（2010/08～2011/06）

中國醫藥大學附設醫院高壓氧中心代訓技術員（2011/06～2011/09）

陳輝帆

現職

臺中榮民總醫院內科部胸腔內科醫檢師（2016/07～）

教育部部定講師（2009/09～）

學歷

中山醫學大學醫學院生化暨生物科技研究所（2006/09～2008/06）

中山醫學大學醫學科技學院檢驗技術學系（2003/09～2005/06）

中臺醫護技術學院醫事技術科（1995/09～2000/06）

經歷

第十四屆臺中市醫檢師公會理事（2011/04～2014/05）

臺中榮民總醫院病理檢驗部微生物科病毒室（2001/02～2009/01）

臺中榮民總醫院病理檢驗部微生物科血清室（2009/01～2013/12）

臺中榮民總醫院病理檢驗部微生物科細菌室（2014/01～2017/07）

黃偉彰

現職

臺中榮民總醫院胸腔內科主治醫師（2010/2～）

臺灣結核暨肺部疾病醫學會秘書長（2016/04～）

衛生福利部疾病管制署諮詢委員

臺灣結核病個管師教育訓練及認證計畫專家委員（2018/05～）

部定助理教授（2018/04～）

學歷

中興大學生命科學系博士候選人

中山醫學大學醫學系畢業（1993/09～2000/06）

經歷

臺中榮民總醫院內科部住院醫師（2002/07～2005/06）

臺中榮民總醫院胸腔內科總醫師（2005/07～2008/09）

臺中榮民總醫院胸腔內科主治醫師（2008/09～2008/10）

嘉義榮民醫院胸腔內科主治醫師（2008/10～2010/02）

楊千梅

現職

臺中榮民總醫院胸腔內科契約醫事技術師（2010/6～）

學歷

弘光科技大學護理系畢（2004/01）

經歷

臺中榮民總醫院胸腔內科研究護理師（2002/06～2010/05）

陳建銘婦產科產房開刀房護理師（1998/9～2000/10）

溫志煜

現職

國立中興大學電機工程學系／通訊研究所教授（2015/02～）

國立中興大學電機工程學系系主任（2016/08～）

學歷

美國威斯康辛大學電機博士（2001/09～2005/06）

美國威斯康辛大學電機碩士（2001/09～2002/12）

國立成功大學電機碩士（1995/09～1997/06）

經歷

國立中興大學工學院工程科技中心主任（2015/08～2016/07）

國立中興大學電機系／通訊所副教授（2010/08～2015/01）

國立中興大學電機系／通訊所助理教授（2006/02～2010/07）

美國威斯康辛大學電機電腦工程學系計畫助理（2002/09～2005/05）

楊珮青

現職

臺中榮民總醫院護理部護理師（2010/02～）

學歷

美和科技大學護理系（2005/09～2009/06）

經歷

臺中榮民總醫院護理部護理師（2010/02～）

目錄

第一章 簡 介

吳明峰

1.1 肺功能檢查重要性

水、食物與空氣是維持生命不可或缺的元素，然而，水與食物大都可以透過選擇而進入體內，但空氣則無法輕易的比照辦理。由於每一口呼吸的空氣品質攸關體內細胞代謝、系統運作及疾病防衛之機轉，其重要性，實不可言喻。

隨著工業化的進展以及人類活動的足跡，空氣品質已有非常嚴重惡化的趨勢。據研究報告顯示[1-2]，含有二氧化氮（NO_2）、臭氧（O_3）及懸浮微粒（particulate matter, PM）等汙染物的空氣，對於呼吸道有顯著的影響。其中二氧化氮對於急診率及幼童氣喘有關；臭氧濃度對於慢性阻塞性肺疾（chronic obstructive pulmonary disease, COPD）的住院率及嚴重度則有正相關；更值得注意的是，細懸浮微粒（PM2.5）每增加10μg/m^3則提升8%肺癌死亡率與6%心肺疾病死亡率[3]。臺灣每年在東北季風境外飄入的細懸浮微粒[4]（圖1.1），伴隨內部移動源與工業排放，常常達到非常高的濃度[5]（圖1.2），避免戶外活動頓時成爲最好的藥方。

空氣汙染物不斷地加劇，使得罹患呼吸道疾病的年齡層逐漸下降；另一方面，隨著年紀增加，呼吸空氣汙物累積的量也變多，加上代謝與運動量的下降，提高呼吸道疾病的嚴重度與共病症機會。此外，抽菸也是造成呼吸道疾病重要的原因，根據研究顯示[6]，美國在2001年肺部疾病的死亡，超過一半爲COPD，這些主要原因與抽菸以及空氣汙染脫離不了關係。

肺功能檢查（pulmonary function testing, PFT）是人口衆多的呼吸道疾病診治與監控的量化指標的重要工具。透過肺功能檢查，可以快速得知肺量的狀態，阻塞程度、阻塞的位置，以及氣體交換功能等。特殊目的的項目，如支氣管擴張試驗（bronchodilator test, BT）、支氣管激發試驗（Methacholine challenge test, MCT）則可評估呼吸道的回復力用以確認氣喘或者是藥物療效等。如此重要的檢查，得仰賴於評估之準確與品質的管理，而這也是我們努力的目標。

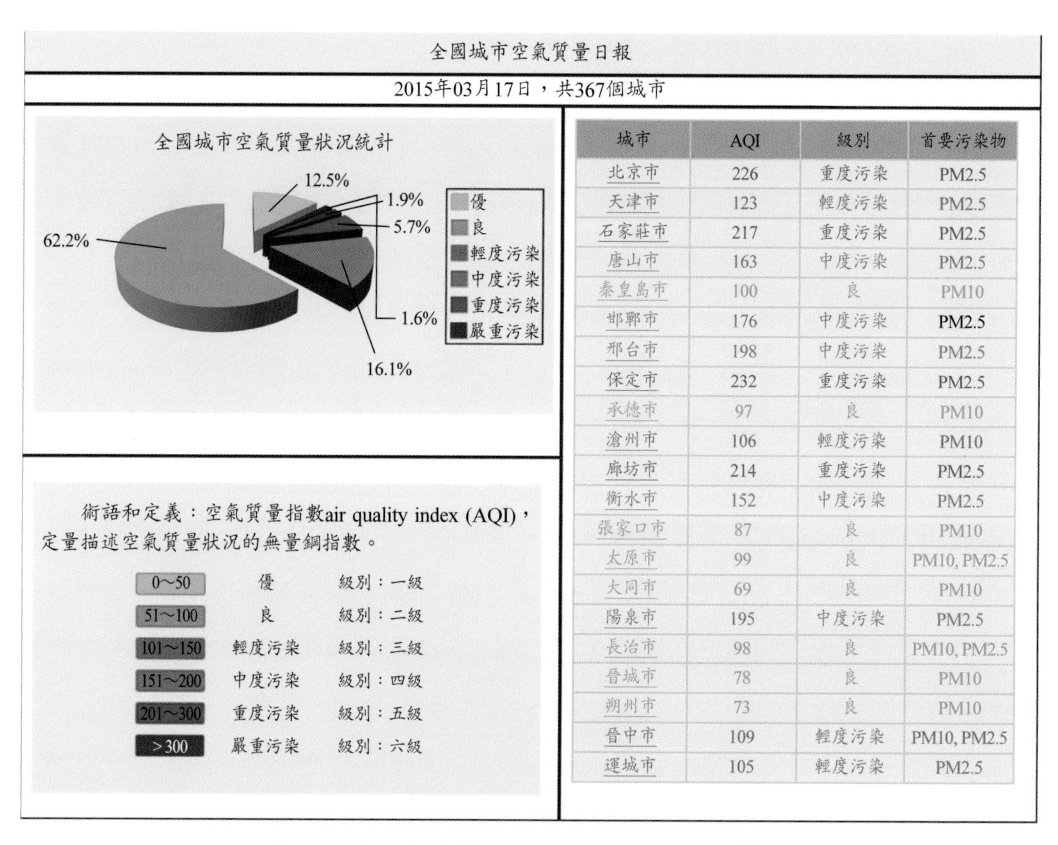

全國城市空氣質量日報

2015年03月17日，共367個城市

全國城市空氣質量狀況統計

術語和定義：空氣質量指數air quality index (AQI)，定量描述空氣質量狀況的無量鋼指數。

AQI	類別	級別
0～50	優	級別：一級
51～100	良	級別：二級
101～150	輕度污染	級別：三級
151～200	中度污染	級別：四級
201～300	重度污染	級別：五級
>300	嚴重污染	級別：六級

城市	AQI	級別	首要污染物
北京市	226	重度污染	PM2.5
天津市	123	輕度污染	PM2.5
石家莊市	217	重度污染	PM2.5
唐山市	163	中度污染	PM2.5
秦皇島市	100	良	PM10
邯鄲市	176	中度污染	PM2.5
邢台市	198	中度污染	PM2.5
保定市	232	重度污染	PM2.5
承德市	97	良	PM10
滄州市	106	輕度污染	PM10
廊坊市	214	重度污染	PM2.5
衡水市	152	中度污染	PM2.5
張家口市	87	良	PM10
太原市	99	良	PM10, PM2.5
大同市	69	良	PM10
陽泉市	195	中度污染	PM2.5
長治市	98	良	PM10, PM2.5
晉城市	78	良	PM10
朔州市	73	良	PM10
晉中市	109	輕度污染	PM10, PM2.5
運城市	105	輕度污染	PM2.5

圖1.1　中國大陸北方城市空氣品質偵測值[4]。

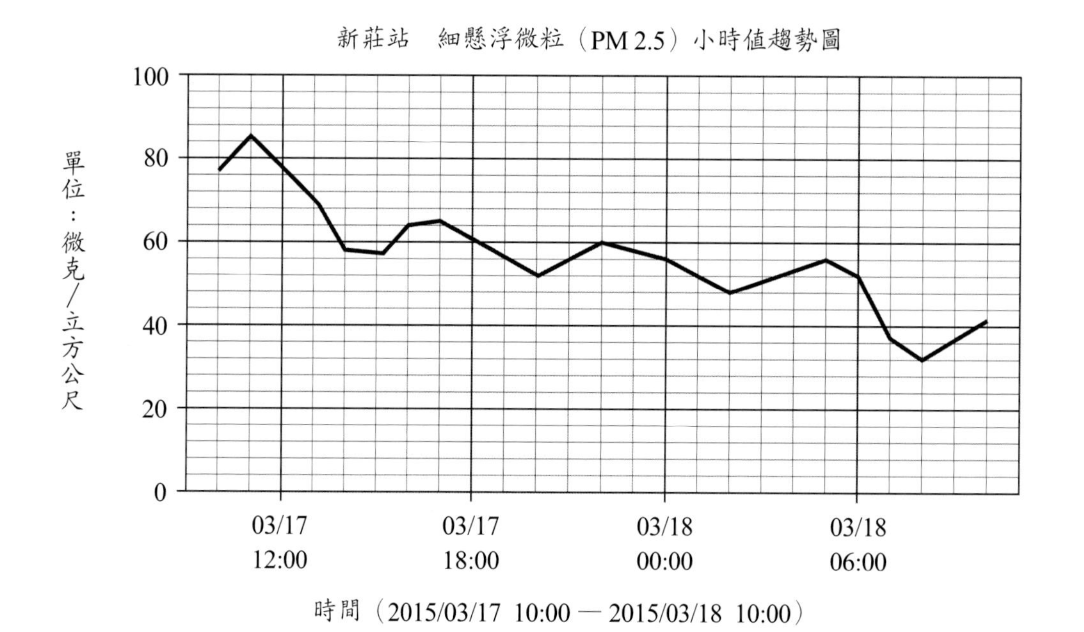

圖1.2　環保署空氣品質監測（2015年3月17日新莊站），上午PM2.5偵測濃度>70（$\mu g/m^3$），為濃度非常高之等級[5]。

1.2 本書導讀

本書以臨床實務爲主軸，提供讀者從流體概念、檢查的標準化及臨床的意義，讓醫學院背景學生、工程學系學生可從中得到延伸的應用知識。

本書第二章爲胸腔呼吸常見臨床疾病之介紹，診斷的地方會引述到肺功能檢查。第三章爲儀器感測原理，提供儀器如何偵測呼吸的量或用力程度，這可以讓基礎科學與定理應用到基本肺功能檢查上。第四到第十章部分，爲各項檢查作業的介紹及相關的延伸問題，每個章節皆有臨床案例提供讀後思考練習；這幾個章節，會用到第三章的知識且能反應出第二章臨床疾病的判讀。

第十一章是跨領域的內容，將肺功能相關檢查項目，透過無線感測網路與自動控制的手段，建構下肢心肺復健的系統，可提供不同檢查在醫療科技的應用。第十二與十三章，分別執行肺功能檢查可能遭遇的緊急狀況與處理要領，以及感染控制的建議。書末附有關鍵字索引，提供讀者參考。全書（如圖1.3）將有助於建立肺功能檢查室的建構參考，以及檢查過程中緊急與儀器故障之排除，讓肺功能各項檢查能在最佳的品管下，得到臨床最好的參考資料。

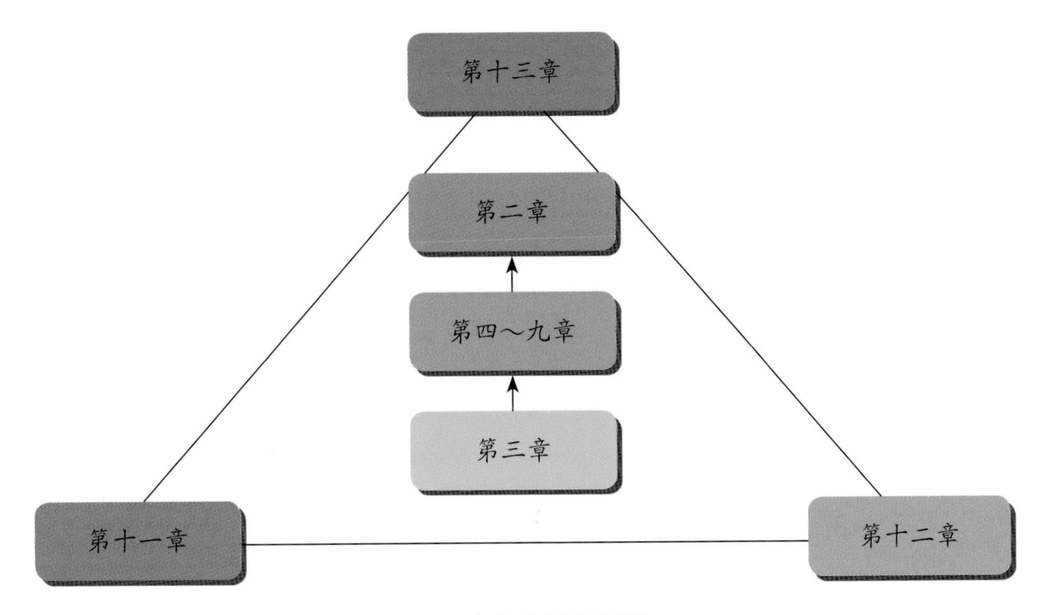

圖1.3　本書章節之架構。

參考文獻

1. Jiang XQ, Mei XD, Feng D. Air pollution and chronic airway diseases: what should people know and do? J Thorac Dis. 2016 Jan; 8(1): E31-40.
2. Li R, Jiang N, Liu Q, Huang J, Guo X, Liu F, Gao Z. Impact of air pollutants on outpatient visits for acute respiratory outcomes. Int J Environ Res Public Health. 2017 Jan 5; 14(1)
3. Xing YF, Xu YH, Shi MH, Lian YX. The impact of PM2.5 on the human respiratory system. J Thorac Dis. 2016 Jan; 8(1): E69-74.
4. 全國城市空氣質量日報。http://datacenter.mep.gov.cn/
5. 行政院環境保護署空氣品質監測網，細懸浮微粒指標。http://taqm.epa.gov.tw/taqm/tw/Pm25Index.aspx
6. CDC, Chronic obstructive pulmonary disease among adults - United States, 2011. MMWR 2012; 61(46); 938-943

第二章　呼吸道常見疾病

黃偉彰

每一項檢查是經過很多科學的研究與驗證，有其檢查的目的與意義；有的檢查，可以對很多疾病作分析；但有時候，疾病也需要很多面向的評估才能作爲診斷的依據。因此，本章簡介常見的呼吸道疾病，這有助於我們對肺功能檢查結果的判讀與闡釋。

肺功能檢查為非侵入性且可靠性高，適用於鑑別診斷阻塞性、侷限性肺疾，患者通常被安排肺功能檢查，以評估肺部疾病可能潛在的原因。此章節，概述了一些常見的肺功能受損的疾病。

2.1 阻塞性氣道疾病（Obstructive airway diseases）

阻塞性氣道疾病是指氣流減少進入或流出肺部的疾病，這個簡單的定義包括各種致病特徵，其中一些特徵與如何引起氣道阻塞有密切相關[1]。舉例來說，黏液分泌過多是慢性支氣管炎（chronic bronchitis）、氣喘（bronchial asthma）和囊性纖維化（cystic fibrosis）等氣道疾病的一個特徵，進而產生氣道阻塞，雖然造成的原因皆不同。

2.1.1 上或大呼吸道阻塞（Upper or large airway obstruction）

許多阻塞性疾病發生在中或小（下）氣道，但有些氣道阻塞發生在上呼吸道（鼻，口，咽喉或氣管）。當上呼吸道阻塞發生在聲帶下方，阻塞的程度會隨著胸腔的壓力而有所改變，這是因為胸腔壓力的起伏會改變氣道大小；聲帶上方的上呼吸道阻塞情況並不會受到胸腔壓力的影響，但可能隨著氣流的變化而改變氣道大小。不管發生的位置在哪，大呼吸道阻塞都會影響呼吸，上呼吸道阻塞經常使用流速容積環（flow volume loop, FVL）測量作為診斷。

聲帶的功能障礙或損害都會造成嚴重的上呼吸道阻塞。聲帶正常會維持打開並在吞嚥時關閉，當其損壞時，聲帶會移動到中線的上方導致氣道開口縮小，這種型態的阻塞主要會限制吸氣時的流量，在某些案例中，呼氣流量可能會減少，但吸氣流量通常都較低。常見造成聲帶功能障礙的原因有喉部肌肉無力或有時在插管時造成的物理傷害，嚴重的感染在聲帶上留下疤痕組織或影響支撐的結構也會造成聲帶功能障礙。聲帶功能障礙通常很像氣喘，在運動時，通氣增加時可能會明顯變糟[2]。

神經肌肉疾病也會影響上呼吸道的肌肉而影響上呼吸道暢通，當咽部或喉部的肌肉放鬆（肌肉張力降低）時，吸氣時可能會發生氣道塌陷。任何影響咽喉肌肉的疾病，如重肌無力症，都會導致類似的阻塞情況[3,4]。汽機車事故或是跌倒所造成的氣道傷口也會導致上呼吸道或大氣管阻塞。腫瘤是另一個導致大呼吸道阻塞的原因，侵入氣管的或主支氣管的病變會使氣流明顯減少。另外，像是長期氣管插管或氣管造口術，亦可能會導致氣管的狹窄或傷疤。此外，肉芽腫的疾病像是類肉瘤病或結核病，偶而會引起上呼吸道阻塞發生，而外來因素的氣道壓迫也會減少氣流。

上或大呼吸道阻塞的治療管理（Management of upper or large airway obstruction）

移除造成上呼吸道或大呼吸道阻塞的病因是上呼吸道或大呼吸道阻塞的管理（management of upper or large airway obstruction）的首要重點。對於聲帶功能障礙，第一步需要立即停止不適當的治療（例如類固醇），語言治療或是呼吸練習都被證明可以減少吸氣的障礙。腫瘤通常是需要切除的，有些腫瘤只能用放射線或化學療法控制。在任何一個案例中，FVL則常被用來追蹤氣道的阻塞程度。

2.1.2 下呼吸道阻塞（Lower airway obstruction）

一、慢性阻塞性肺病（Chronic obstructive pulmonary disease, COPD）

COPD通常用於描述由肺氣腫（Emphysema）或慢性支氣管炎（chronic bronchitis）引起的長期不可逆性呼吸道阻塞，這兩個條件可以單獨或一起存在。COPD的特點是活動時呼吸困難，常伴有慢性咳嗽，阻塞程度取決於肺功能檢查。圖2.1爲COPD肺氣腫病患X光片之案例。

1. 肺氣腫

肺氣腫在形態學上的定義是指「空氣滯積」，終末細支氣管的空氣量異常增加，肺泡壁遭受破壞性改變，這些變化導致肺部通氣不足。如果該過程主要涉及呼吸細支氣管，則該肺氣腫稱爲小葉中心性肺氣腫（centrilobular emphysema），若涉及肺泡，則使用術語小葉性肺氣腫（panlobularemphysema）來描述該情形。以胸部X光或電腦斷層檢查及肺功能檢查是主要的診斷工具。肺流量計（FVC, FEV_1 和FEV_1 / FVC）用於確定阻塞的存在和程度。肺容積（TLC, RV, IC和RV / TLC）定義了由肺氣腫導致的氣體滯積或過度充氣的程度[5,6]。一氧化碳擴散能力（diffusing

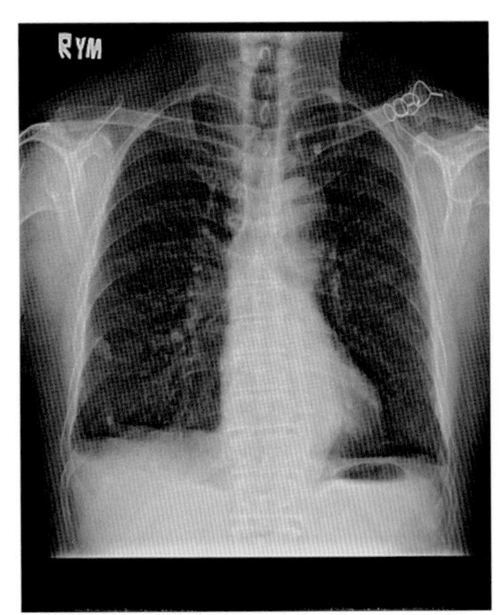

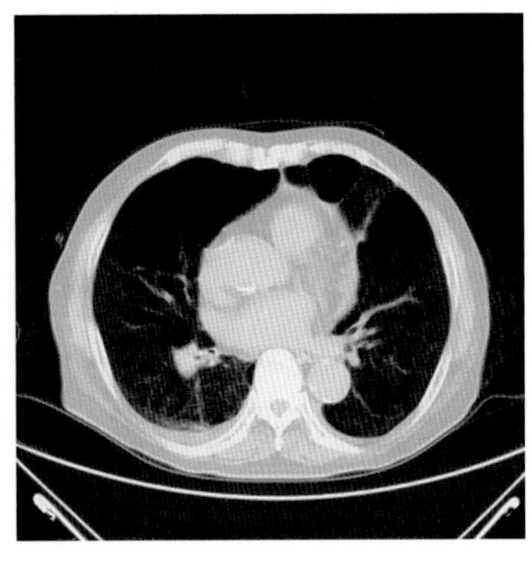

圖2.1　COPD肺氣腫病患之X光片出現平坦的橫隔膜（左）。COPD病患之電腦斷層掃描出現肺氣腫變化（右）。

capacity of the lungs for carbon monoxide, DLCO）和動脈氣體分析可用於追蹤肺氣腫的氣體交換異常程度。如果肺氣腫患者懷疑運動時或肺復原運動時出現氧飽和度下降，則可能需要進行運動試驗。

肺氣腫主要是由吸菸所引起，呼吸細支氣管的反覆炎症會導致組織被破壞，隨著疾病的發展，越來越多的肺泡壁被破壞，彈性組織的損失導致氣道塌陷，空氣滯積和過度充氣。有一些肺氣腫是由於缺乏α1-抗胰蛋白酶引起的，這種酶的缺乏是由遺傳缺陷所引起。α1-抗胰蛋白酶抑制血液中的蛋白酶攻擊健康組織。α1-抗胰蛋白酶的缺乏導致肺泡壁逐漸被破壞，進而產生小葉性肺氣腫（panlobularemphysema）。長期暴露於汙染環境也可能導致肺氣腫的發生。肺的自然老化也會引起一些類似疾病的變化。隨著年齡的增長，肺部彈性回縮的自然下降減少了最大氣流量並增加了肺容量。手術切除肺組織有時也會導致肺過度充氣。

肺氣腫的主要症狀是呼吸困難，特別是用力的時候。肺氣腫患者的通氣－灌注平衡可能保存得相對較好，結果，血氧濃度可能僅略微下降，這種類型的病人有時被稱爲「粉紅色吹氣者」（pink puffer）。隨著疾病的進展，肺泡表面的損失導致混合靜脈血液氧合能力下降，DLCO降低，患者變得越來越呼吸困難，特別是在運動時。肌肉萎縮似乎在肺氣腫中很常見，患者往往會體重下降。如上所述，慢性支氣管炎的症狀也可能存在[5,6]。

肺氣腫患者的胸部X光片可能顯示平坦的橫隔膜（圖2.1）。肺部視野出現透亮（黑色），且只有少量的血管。心臟出現懸掛的大血管。電腦斷層掃描（computerized tomography, CT），尤其是螺旋式電腦斷層掃描，顯示出很大空間已損害的支持組織的3D立體影像（圖2.1）。電腦斷層掃描也描繪了肺氣腫變化是否侷限於或已遍及整個肺部。胸部的外觀證實了影像顯示的內容，胸壁不動，肩膀升高。胸部直徑前後增大（即所謂的桶狀胸）。吸氣時橫膈肌偏移很小，肋間肌回縮可能是明顯的，輔助肌肉（頸部和肩膀）用於抬起胸壁。呼吸聲音遙遠或幾乎沒聲音。患者可能需要支撐手臂和肩膀才能屏住呼吸。呼吸往往是通過噘嘴呼吸，以減輕呼吸困難的感覺。

2. 慢性支氣管炎（Chronic bronchitis）

臨床發現慢性支氣管炎的病人會產生過多的黏液，在大多數日子中產生咳嗽，至少3個月，持續2年或更久時間。透過排除其他同樣也會導致黏液過量產生的疾病來進行診斷。這些疾病包括囊性纖維化、肺結核、肺膿腫、肺腫瘤或支氣管擴張症。慢性支氣管炎，如肺氣腫，主要是由吸菸引起的。這也可能是由於長期暴露於環境汙染物和二手菸所引起。慢性支氣管炎引起氣道狹窄並增加黏液腺的數量。支氣管壁有慢性炎症，伴有白血球及淋巴細胞的浸潤。纖毛上皮細胞數量減少，導致氣道黏液流動性受損。過度的黏液和清除不良使得患者容易受到反覆感染。部分吸菸引起的慢性支氣管炎患者戒菸後咳嗽黏液即減少。然而，一些氣道變化通常持續存在。肺流量計可用於評估由於支氣管變化引起的氣道阻塞程度[5,6]。DLCO可能有助於區分肺氣腫和慢性支氣管炎，慢性支氣管炎患者可能有正常的DLCO，而肺氣腫患者的DLCO通常會降低。慢性咳嗽是慢性支氣管炎的主要症狀。有些患者不認爲有異常，稱其爲「吸菸者咳嗽」或「早晨咳嗽」。除咳嗽外，慢性支氣管炎可能會引起呼吸困難。動脈氣體分析異常通常伴隨慢性支氣管炎。通氣－灌注不平衡導致低氧血症。如果低氧血症顯著且持續存在，則患者可能發展爲繼發性紅血球增多症。由於動脈缺氧與血紅素數量升高，可能會出現紫紺，此種類型的病人有時被稱爲「藍色膨脹者」（blue bloater）。慢性低氧血症也可能導致右側心衰竭及肺心症（corpulmonale），伴有周圍性水腫，尤其是腳和腳踝。慢性支氣管炎晚期也常伴有二氧化碳滯留（高碳酸血症）。與肺氣腫患者不同，患有慢性支氣管炎的患者體重可能是正常或增加的。除了咳嗽和呼吸困難外，支氣管炎患者可能會出現正常胸部X光。心臟可能會出現擴大，肺血管突出。橫隔膜可能顯得正常或變平，取決於存在的空氣滯留度。如果有右側心臟衰竭，經常會出現下肢腫脹（水腫）。肺部感染會嚴重加重慢性支氣管炎，而患有慢性支氣管炎的患者往往會有更多的支氣管感染。痰產生的外觀可以幫助預測惡化功能，它通常是白色的，深色痰的出現代表感染的開始。這可能伴隨著惡化的低氧血症和呼吸短促。早期治療可能會逆轉其他嚴重的併發症。

- **慢性阻塞性肺病的治療管理**（Management of chronic obstructive pulmonary disease）

COPD是全世界罹病率和死亡率的主要原因。COPD的治療基本要素是早期診斷。肺流量計檢查（spirometry）是早期診斷氣流阻塞的主要工具。對於40歲以上的所有吸菸者及任何患有慢性咳嗽，呼吸困難，黏液分泌過多或喘鳴（wheezing）的人，建議接受肺流量計檢查。

COPD的治療始於戒菸和避免刺激呼吸道的刺激物。吸菸者肺功能（FEV_1）下降的速度大約是非吸菸者的兩倍。戒菸減少了大多數人的加速下降，但並非全部。

針對保持呼吸道暢通的其他措施也很重要。通常使用吸入性長效型支氣管擴張劑，特別是β-受體刺激劑及抗膽鹼支氣管擴張劑單獨或合併使用及合併吸入性皮質類固醇一起吸入，可使許多COPD患者緩解。最近發現，紅黴素（Azithromycin）及磷酸二酯酶類型4抗化劑（Roflumilast）亦可考慮用來治療COPD，特別是慢性支氣管炎。COPD病人亦建議接種針對病毒（流行性感冒病毒）和細菌（肺炎球菌）感染的疫苗[5]。

呼吸訓練、支氣管衛生措施和肺復原是藥物治療以外的重要治療方式。呼吸訓練、支氣管衛生措施和肺復原對於晚期COPD患者特別重要。嚴重改變的肺生理會造成肺部過度充氣和輔助肌肉的使用。使用橫隔膜進行緩慢、放鬆的呼吸訓練可顯著改善氣體交換。肺復原，特別是物理性修復及支氣管衛生措施，可以讓許多患者維持他們的生活品質[5,6]。

當COPD患者在休息時的氧氣張力小於55毫米汞柱或血氧濃度低於88%時，

或病人同時合併有肺高壓、心臟衰竭合併肢體水腫、紅血球過多症（血比容大於55%）且其氧氣張力介於56-59毫米汞柱或血氧濃度介於88%-90%時，就表示需補充氧氣治療。低流量的氧氣治療可以透過多種方法實行，包括攜帶式系統。長期氧氣補充治療已被證實可以提高COPD患者的存活率[5,6]。

單肺移植已用於年齡在60歲以上的COPD終末期患者。儘管肺移植可以立即改善肺功能，但缺乏捐助者，肺臟不易取得。肺臟容量縮減手術也被用於治療終末期COPD。在此過程中，手術切除了灌注不良的肺組織。這使剩餘的肺部單元能透過改善通氣－灌流差來擴張。使用這兩種手術方法可使肺容積（TLC和RV）減少、改善肺流量計（FVC, FEV_1和FEV_1 / FVC）和氣體交換（DLCO）[5,6]。

二、支氣管擴張症（Bronchiectasis）

支氣管擴張症是支氣管的病理性擴張。它通常是由嚴重的反覆感染破壞支氣管壁造成的，但有些人是天生的（先天性支氣管擴張症）。囊性（cystic）、球狀（saccular）和管狀（cylindrical）被用來描述支氣管擴張的影像表現（圖2.2）。大多數支氣管擴張症涉及長時間反覆的感染。支氣管擴張症的其他原因包括囊性纖維化（cystic fibrosis），腫瘤或異物支氣管阻塞。當涉及整個支氣管樹時，認爲該病是由發育異常或遺傳（如囊性纖維化）引起的。支氣管擴張症的主要臨床特徵是非

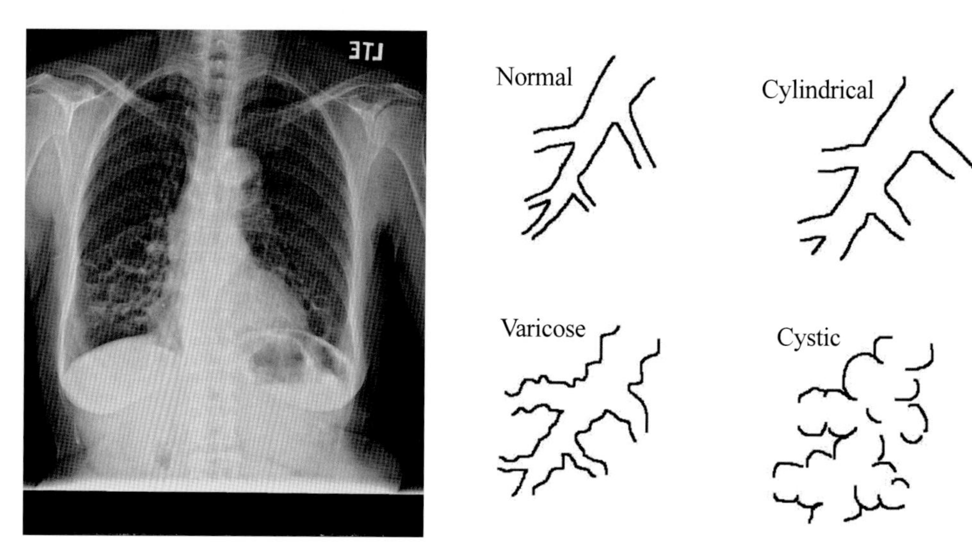

圖2.2　支氣管擴張症，X光正面（左）；不同型態的支氣管擴張症（右）。

常嚴重的咳嗽帶痰。咳痰通常呈膿性和惡臭。咳血也很常見。頻繁的支氣管肺部感染導致氣體交換異常，類似於慢性支氣管炎。右側心衰竭影響疾病的發展。胸部X光，支氣管造影和電腦斷層掃描用於識別疾病的類型和範圍。肺流量計測定可能有助於評估阻塞和對治療的反應程度。

・支氣管擴張症的管理（Management of bronchiectasis）

支氣管擴張症的治療包括支氣管衛生清潔，使用抗生素治療反覆感染。有時需要使用支氣管鏡檢查和手術切除來治療局部感染部位。反覆咳血患者可能需要切除病變肺葉。

三、氣喘（Bronchial asthma）

氣喘的特點是氣道過度反應及可逆的氣道阻塞。發炎是氣喘過度反應的原因，氣道的過度反應與吸入過敏原、病毒感染、空氣汙染及職業有關。阻塞的特徵是氣道的平滑肌內層發炎增厚，支氣管痙攣且氣道分泌物增加。支氣管痙攣通常可藉由吸入支氣管擴張劑而獲得改善，但有些患者可能還是會有持續症狀或是變嚴重。肺流量計（FVC, FEV_1和FEV_1 / FVC）對於檢測可逆性的氣道阻塞是最好的工具。FEV_1或 FVC的改善為可逆性的標誌。尖峰呼氣流量（peak expiratory flow, PEF）是使用攜帶式尖峰呼氣流量器來測量，可以提供立即的數值在臨床患者的監測及治療。利用乙醯甲膽鹼、組織胺、運動或過度換氣進行支氣管激發試驗（provocation test），常被用來診斷氣道過度反應及排除氣喘。皮膚測試也被用來證明對抗原的過敏性[7,8]。

氣喘可發生在任何年齡層，但通常開始於幼年時期，甚至嬰兒也會有過度反應性的氣道症狀。許多氣喘個案中有氣喘或過敏性疾病的家庭病史，表示氣喘多少與遺傳有相關。有些氣喘兒童長大了便不再有這個疾病，而有些則是到成年後依舊有氣喘疾病，但有些人則是到了40歲才開始有氣喘[7]。

會導致氣喘發生的因子或事件稱之為誘因（trigger），過敏原像是動物的皮屑、花粉、塵蟎及灰塵都是常見的誘因，其他常見的誘因包括暴露在空氣中的汙染物、在冷空氣或乾燥的空氣中運動、職業粉塵及有害的氣體暴露及上呼吸道的病毒感染。阿斯匹林或其他藥物、食品添加物（如焦亞硫酸鹽）及情緒起伏（像是哭泣，大笑）也可能誘發氣喘。所有這些誘因在過度反應氣道上的表現，產生的症狀就是氣喘[7,8]。

氣喘最常見的表現包含喘鳴、咳嗽及呼吸急促，即便同一位患者在不同時間，其氣喘發作的症狀及程度都不盡相同。在許多患者中，發作時的氣道功能都相對正常。有些患者發作只有咳嗽或胸悶且會慢慢自然消退，但嚴重的發作，氣喘會導致持續的胸悶及喘鳴，而平常的治療卻沒有效果，使呼吸困難及咳嗽有可能會越來越嚴重，若沒有積極治療可能會演變成呼吸衰竭，甚至有生命危險。肺流量計或尖峰呼氣流量器可提供氣喘病人做簡單的追蹤，評估是否有發作及該如何處理。當嚴重的氣喘發作時，就需要做動脈血氣體檢測，當通氣灌注不相匹配時通常會出現低氧血症，常會造成呼吸性鹼中毒，但呼吸性酸中毒就暗示可能發生呼吸衰竭[7,8]。

• **氣喘的管理**（Management of asthma）

氣喘管理的第一步是避免接觸誘因，在某些情況下是容易做到的。然而，在空氣汙染或職業暴露情況下，避免接觸到誘因物質是不容易的。氣喘教育常著重於協助人們辨識及避免誘因。氣喘的控制藥物治療通常爲吸入性類固醇、支氣管擴張劑和生物製劑治療的搭配。對許多輕度患者而言，需要的療程是單獨使用吸入性類固醇或搭配長效型的β-腎上腺素的支氣管擴張劑（β-adrenergic bronchodilators）或使用白三烯素接受器拮抗劑（leukotriene receptor antagonists）。白三烯素接受器拮抗劑也用來減緩氣道的發炎症狀，它們會阻擋白三烯素的釋出，成爲發炎症狀的調解者[7,8]。

在嚴重的氣喘中，吸入性抗膽鹼支氣管擴張劑（anticholinergic bronchodilators）及生物製劑治療已被廣泛地與吸入性類固醇及長效型的β-腎上腺素的支氣管擴張劑搭配使用給藥。此外，長效型茶鹼（Theophylline）藥物仍廣泛地與吸入型的類固醇及支氣管擴張劑結合使用[7,8]。

相較於全身性皮質類固醇有許多不良副作用，包含降低骨質密度，月亮臉，易出現皮下瘀斑、皮膚變薄及腎上腺素的抑制來說，吸入型類固醇具有較少副作用，常見的問題是口腔的眞菌感染及聲音沙啞。此外，吸入型類固醇會降低骨質的密度，但對於成長中的孩童其影響尚未清楚。

在氣喘控制管理中最具指標性的工具是攜帶型尖峰呼氣流量器（peak flow

meter）。此儀器可以讓患者在家或是有護理人員在的不同情況下做簡易的氣道功能監控，尖峰呼氣的測量可以提供患者及醫師對於偵測氣喘惡化及改變治療能有客觀的數值。

四、囊性纖維化（Cystic fibrosis）

囊性纖維化，主要是影響肺臟及胰臟黏液產生的疾病，是一種遺傳性疾病，遺傳特徵爲體染色體隱性遺傳。在白種人中，新生兒約2,000人中就有1人有此疾病，黃種人則較少見。囊性纖維化曾被認爲是兒科疾病，因受感染後很難活到成年，改進檢測方式並積極地治療可以增加存活年紀到成年期。囊性纖維化的特徵爲胰臟的機能不全造成食物吸收不良及化膿性肺部疾病[9]。

在嬰兒及幼年時期，腸胃道的表現似乎爲主導角色；當孩童越來越大時，黏液的產生會與呼吸道的併發症有關，而其他器官系統也可能受影響。患有囊性纖維化的孩童會傾向於長期有呼吸道病菌的感染，像是金黃色葡萄球菌（*Staphylococcus aureus*）或綠膿桿菌（*Pseudomonas aeruginosa*）。其臨床表徵包含慢性咳嗽及鼻竇炎，支氣管擴張及肺膨脹不全，且常見會咳血及氣胸。

肺功能檢測可以用來追蹤疾病的發展，肺流量計（FEV_1）的測量可作爲肺臟移植的指標；胸部X光判讀可以顯示支氣管擴張和蜂巢狀的變化。肺塌陷會因黏液的阻塞而影響整個肺葉。大部分人在嬰兒或幼童期能被診斷出患有囊性纖維化，因其汗液中氯化物的濃度升高，有些人會直到15歲才被診斷出。在有些例子中，青少年或成人會被誤診爲氣喘或相關的肺部疾病，個體有輕度並較少發生併發症常被誤診。

‧囊性纖維化的管理（Management of cystic fibrosis）

去除過量的黏液是囊性纖維化管理的首要重點，需要氣道衛生措施及藥物介入。使用皮質類固醇及支氣管擴張劑會改善支氣管痙攣伴隨的慢性發炎症狀。基因工程酶現在可以用來減少囊性纖維化患者黏液的黏稠度，這種rhDNase是透過吸入劑施給，可以減少分泌物的黏性並改善氣流。囊性纖維化患者的治療有時候需要持續或間接性的服用抗生素。適當的營養對於囊性纖維化的管理是非常重要的，因爲腸道的吸收非常不好，尤其是需要胰臟酶及維生素的補充。當個體患有嚴重的囊性纖維化，想挽救生命就需要肺臟的移植治療。肺流量計可以固定追蹤移植後情況。

五、閉塞性細支氣管炎（Bronchiolitis obliterans）

該病表現為因炎症或纖維化所導致的細支氣管狹窄或阻塞，肺功能檢測呈現阻塞型通氣模式。閉塞性細支氣管炎被認為是移植排斥慢性期的肺部表現。有時閉塞性細支氣管炎也被用於特指一種腺病毒導致的小兒細支氣管炎嚴重亞型。症狀包括發燒、咳嗽、呼吸急促、喘鳴聲，用力呼吸伴隨著痰很多的聲音，X光可以看到肺部廣泛浸潤和局部塌陷。

• **閉塞性細支氣管炎的管理**（Management of bronchiolitis obliterans）

由於是一種不可逆的肺病，治療首重支持性療法，包含氧氣治療、胸部物理療法、支氣管擴張劑，積極的治療肺部感染。

2.2 限制性肺病（Restrictive lung diseases）

限制性肺病的特點是降低肺容積，其肺活量（vital capacity, VC）和肺總量（total lung capacity, TLC）都低於正常值。任何牽連到肺部或胸壁的肺部動作受到限制，都會造成限制性肺病。限制性肺病的病因常見包括：(1)次發性肺纖維化、塵肺症及類肉瘤病；(2)胸壁或肋膜疾病；(3)神經肌肉的失調；(4)充血性心衰竭（congestive heart failure, CHF）；(5)特發性肺纖維化（idiopathic pulmonary fibrosis）。

一、次發性肺纖維化（Secondary pulmonary fibrosis）

次發性肺纖維化的特點是肺泡壁發炎造成的纖維化（圖2.3），常合併血管的變化與肺高血壓。患者會出現呼吸困難。可透過胸部X光或胸部電腦斷層看見次發性肺纖維化發展成蜂巢型態。次發性肺纖維化的原因包括使用藥品，如bleomycin、cyclophosphamide、methotrexate、amiodarone。次發性肺纖維化也與許多自體免疫疾病有關聯，類風濕性關節炎，全身性紅斑性狼瘡及硬皮症都會產生肺泡壁發炎及纖維化的改變。隨著各種疾病的發展，肺容積都會減少，纖維化會使肺變硬，而讓VC和TLC減少[10]。DLCO通常因通氣灌注不匹配而減少。同樣的過程也會導致在休息時出現低氧血症，並會在緊張時更加惡化。

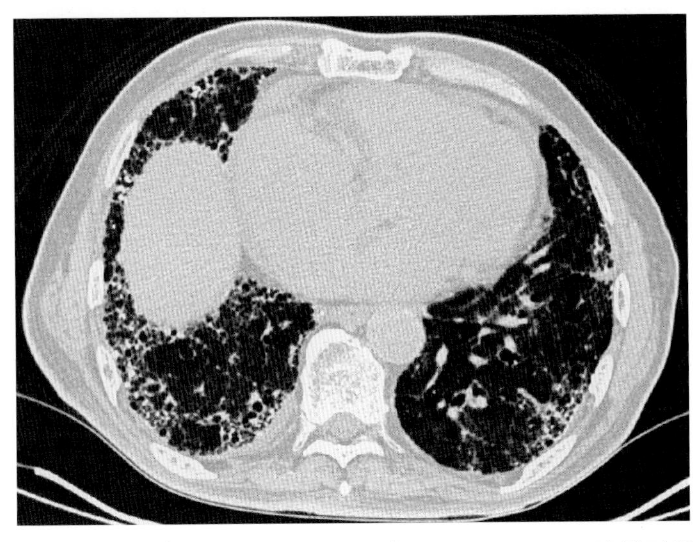

圖2.3 特發性或次發性肺纖維化之胸部電腦斷層出現兩側肋膜下蜂巢型態之典型變化。

• **次發性肺纖維化的管理**（Management of secondary pulmonary fibrosis）

次發性肺纖維化的管理主要依賴皮質類固醇（強體松，prednisone）。免疫抑制劑有時候會結合皮質類固醇使用在嚴重案例中，在最嚴重的案例，肺移植可能是需要的。肺容積測量（TLC, VC）及DLCO作爲患者狀況的監測並反映治療的效果。

二、塵肺症（Pneumoconiosis）

塵肺症是吸入大量粉塵引起的肺損傷。已有研究表示，暴露於某些類型的粉塵會導致塵肺症。0.5～5.0微米之間的粉塵顆粒被認爲是最危險的，因爲它們會沉積在整個肺部中（圖2.4）。大多數塵肺症的特徵是肺纖維化和胸部X光異常。在肺功能顯示其VC、TLC及DLCO會減少。常見的塵肺症如表2.1所示。

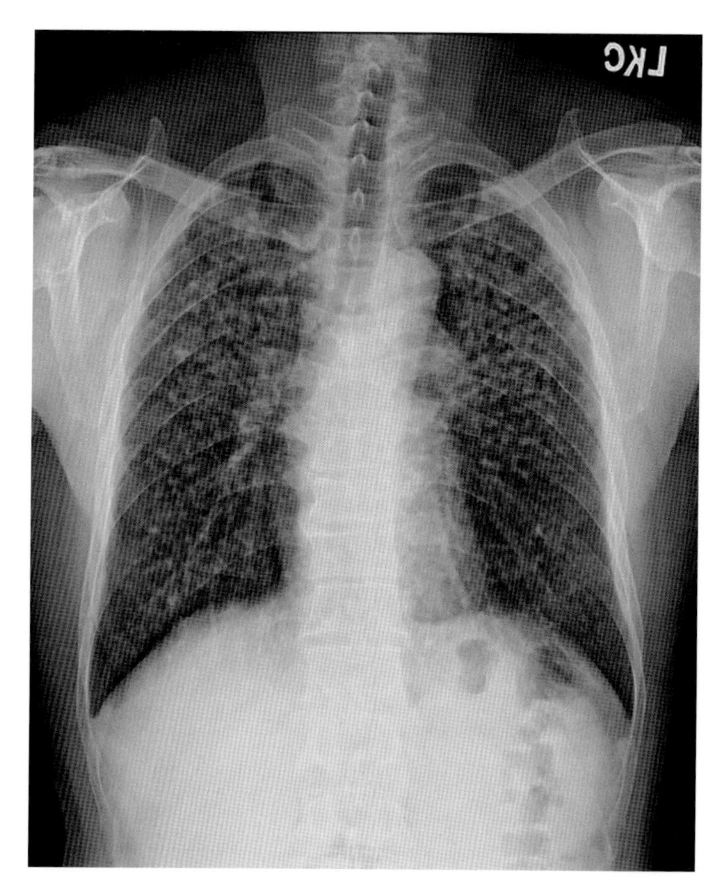

圖2.4　塵肺症X光正面，兩側肺野佈滿結節。

三、矽肺症

由於吸入二氧化矽粉塵在肺中沉積，並被巨噬細胞吞入，使細支氣管和血管周圍形成結節。隨著矽肺症的進展會導致纖維化的發生，患者通常有咳嗽和呼吸困難的情況。肺功能檢查呈現限制性肺病，而讓肺容積測量（TLC, VC）及DLCO降低。隨著結節的大小增加到超過1公分，即爲進行性大塊纖維化（progressive massive fibrosis, PMF）。PMF通常伴隨低氧血症和肺動脈高壓。

表2.1 常見的塵肺症

粉塵種類	疾病名稱	相關職業
鐵	鐵質沉著症	焊工、礦工
錫	肺錫末沉著症	金屬工人
鋇	鋇塵肺症	礦工、冶金工、陶瓷工
二氧化矽	矽肺症	噴砂機、磚頭標誌、煤礦工人
石棉	石棉沉著症	制動器／離合器製造商、船舶製造商、蒸汽裝配工、絕緣體
滑石	滑石沉著症	陶瓷工、化妝品
鈹	鈹中毒症	合金製造商、電子管製造商、金屬工人
煤炭	煤工塵肺症	煤礦工人

四、吸入石棉纖維會導致石棉沉著症

石棉用於製造絕緣材料、剎車片、屋頂材料和耐火紡織品。與大多數塵肺症一樣，發生石棉沉著症的風險與暴露的強度和持續時間有關，症狀的發作通常會在20年後。已有研究顯示，吸菸可能會縮短暴露與症狀發作之間的時間。吸入石棉纖維會被肺泡巨噬細胞吞噬，並發生肺泡壁和細支氣管周圍的纖維化，胸膜也可能有纖維沉積。斑塊是由結締組織組成，經常在壁層胸膜上發現。患者在運動時會出現呼吸困難，肺功能檢查結果爲限制性肺病通氣模式和DLCO受損。胸部X光片可能會在肺的周邊部分顯示不規則的蜂窩狀纖維化和橫膈膜鈣化。COPD和肺癌在石棉沉著症患者中也很常見。

煤工塵肺症是由肺部積聚的煤塵引起的，它不應與黑肺混淆，黑肺是用來描述煤礦工人任何慢性呼吸系統疾病的術語。肺部斑塊通常位於上肺葉。煤工塵肺症的診斷方式是由病史和胸部X光做診斷。由煤工塵肺症引起的症狀通常發生在晚期病例中。煤工塵肺症會導致肺纖維化，其肺功能測試會發生限制性肺病和DLCO受損。另外，也會出現低氧血症和肺動脈高壓。

- **塵肺症的管理**（Management of pneumoconiosis）

塵肺症的治療首重避免繼續暴露粉塵，治療方式包括肺功能檢測追蹤（TLC、VC及DLCO）並緩解低氧血症和控制右心衰竭。

五、類肉瘤病（Sarcoidosis）

類肉瘤病是影響多器官系統的肉芽腫疾病，該疾病最常出現在20～40歲之間，它在非洲裔美國人中更常見，特別是在女性。類肉瘤病中所發現的肉芽腫是由巨噬細胞、上皮樣細胞和其他發炎細胞組成的。這種肉芽腫性病變可能在標的器官中發生纖維化。

類肉瘤病的症狀包括疲勞、肌肉無力、發熱和體重減輕。其他症狀涉及特定器官系統中伴有的肉芽腫性改變。類肉瘤病的肉芽腫常常於肺縱膈和縱膈淋巴結累積，呼吸困難和咳嗽是最常見的症狀，於胸部X光片通常顯示肺門和縱膈淋巴結腫大，間質浸潤也可能存在。類肉瘤病也會涉及其他系統，包括皮膚、眼睛、肌肉骨骼系統、心臟和中樞神經系統。肺功能檢查結果顯示爲一種限制性的肺病，除非肺組織發生進行性纖維化，DLCO通常不會降低。動脈血氣體測量可能正常或可能有低氧血症。早期階段的類肉瘤病顯示完全正常的肺功能並不罕見。類肉瘤病的診斷有時是通過臨床發現和胸部X光檢查，但通常需要對患部組織進行活檢，這可能涉及縱膈鏡檢查或支氣管鏡檢查。

• 類肉瘤病的管理（Management of sarcoidosis）

類肉瘤病的治療包括治療發燒、皮膚損傷或關節痛等症狀的藥物，通常用皮質類固醇治療涉及惡化肺功能的嚴重併發症，並定期安排肺功能檢測追蹤（TLC、VC及DLCO）。

六、胸壁和肋膜疾病（Diseases of chest wall and pleura）

涉及胸壁或肋膜的幾種疾病會導致肺功能檢查呈現限制性肺病。影響胸壁的常見病症包括脊柱後側凸和肥胖，而肋膜疾病包括肋膜炎、胸腔積液和氣胸[11]。

脊柱後側凸是一種涉及脊柱向前和側向異常曲率的疾病，患有脊柱後側凸畸形的病人其肋骨變形，這可能導致反覆感染以及血氧異常，這取決於脊柱彎曲程度，患者可能具有正常的肺功能或限制性肺功能。肺壓迫通常導致通氣灌注不匹配和低氧血症，在嚴重的情況下，會出現高碳酸血症和呼吸性酸中毒。

肥胖會限制呼吸，特別是嚴重肥胖時，患者可能出現限制性肺功能。胸腔和腹部腫塊的增加會干擾胸腔的擴張以及橫膈肌的偏移。肥胖症也與廣泛的綜合症相關，該綜合症包括高碳酸血症和低氧血症、睡眠呼吸中止和呼吸驅動減弱，這些發現有時被稱爲肥胖－低通氣綜合症，該綜合症的慢性缺氧會導致紅細胞增多症、肺動脈高壓和肺心病。並非所有肥胖患者都會表現出肥胖－低通氣綜合症的跡象。然而，肺功能檢查常常與超重成比例。

肋膜炎和胸腔積液均會導致限制性通氣模式（圖2.5）。肋膜炎的特徵是在肋膜表面沉積纖維滲出物，它與其他肺部疾病，如肺炎或肺癌有關，肋膜炎常常伴有胸部不適或疼痛，並可能發生伴隨出現胸腔積液。胸腔積液是胸腔液在肋膜腔的異常積聚，這種液體可能是滲出液（exudate）或漏出液（transudate）。如果在鬱血性心衰竭中發生靜水壓或膠體滲透壓的不平衡，就會發生漏出液。滲出液與肺癌或感染症相關。胸腔積液患者通常有與積液相關的症狀。小的積液往往不被注意到，如果積液很多，肺組織的壓迫可能會出現肺擴張不全，並伴有動脈血氣體變化。而由於肺體積減少，肺功能檢查爲限制性通氣模式。

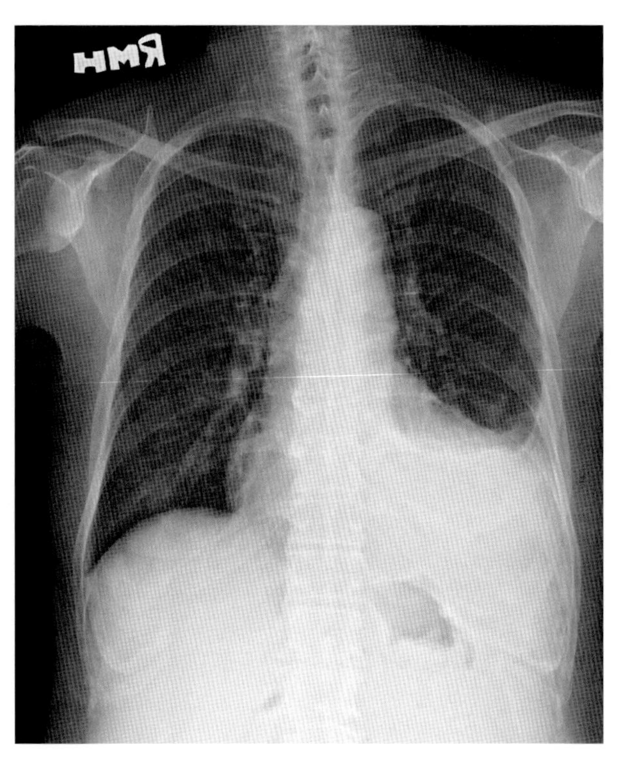

圖2.5　左側胸腔積液個案X片。

氣胸是指空氣進入肋膜腔，這種漏氣可能是由於肺本身或胸壁穿孔造成的（圖2.6）。小範圍氣胸可能不會引起任何症狀，大範圍氣胸會導致呼吸困難和胸痛。患者身體檢查顯示患側胸部活動減少、呼吸音通常減弱或不存在、胸部X光顯示在患側會觀察到一條白色的臟層肋膜線（visceral pleural line）。然而，未確診的氣胸可能造成肺功能檢查的風險，進行肺功能的檢測會加重未治療的氣胸，在進行這些操作時可能造成張力性氣胸發展的可能性，在張力性氣胸中，空氣進入胸腔但不能漏出，增加的壓力壓迫對面的肺以及心臟和大血管，縱膈壓迫干擾靜脈回流至心臟並可導致血壓迅速下降。如果不立即治療，張力性氣胸可能會致命。在進行肺功能檢測時疑似氣胸患者應非常仔細的檢查。

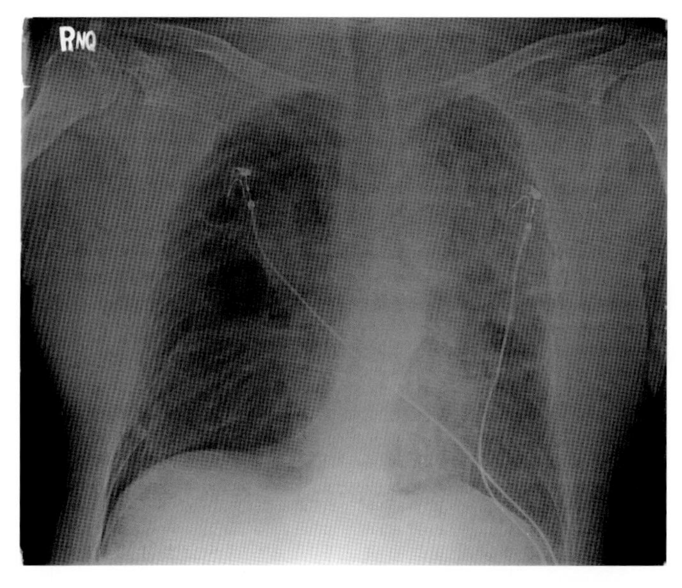

圖2.6　氣胸個案之X光片，於右側肺野出現臟層肋膜線。

• **胸壁和肋膜疾病的管理**（Management of diseases of chest wall and pleura）

脊柱後側凸的治療包括預防感染和緩解低氧血症。肥胖病人的治療首重減輕體重（圖2.7）。減重可緩解許多相關症狀，而陽壓呼吸器（Continuous positive airway pressure）和氣管造口術被用於治療嚴重的阻塞性睡眠呼吸中止症。治療肋膜炎和胸腔積液是針對潛在的原因治療，大量或未解決的胸腔積液常需要用胸腔穿刺或胸腔引流方式治療。胸痛患者可能難以按照要求進行肺功能測定。由於氣體從肋膜腔重新吸收，小範圍氣胸通常在沒有治療的情況下消散，而大量的空氣洩漏通常需要一個適當引流的胸管以使肺再膨脹。肺功能檢查通常在氣胸時禁用。

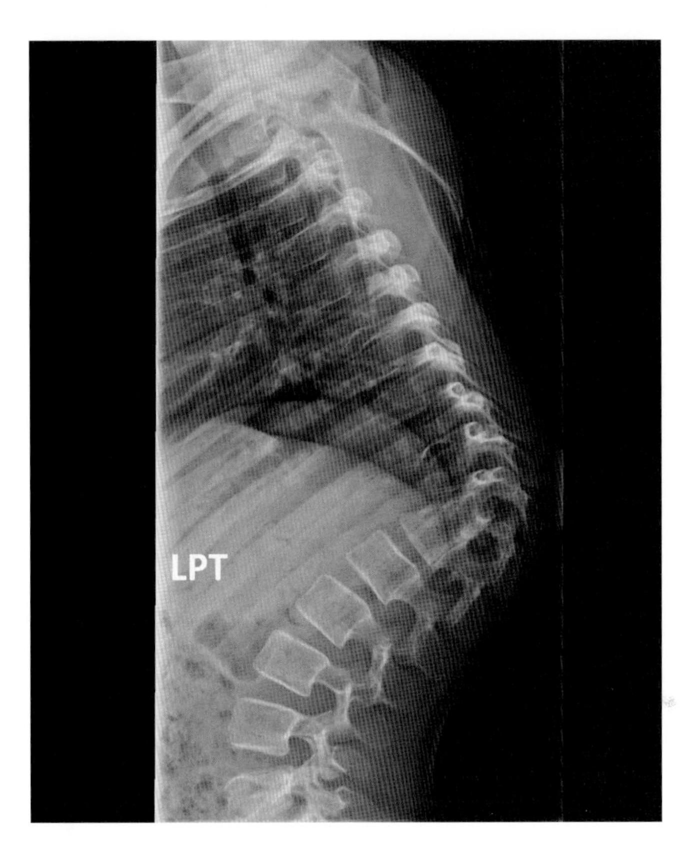

圖2.7 脊柱後側凸之光片。

七、特發性肺纖維化（Idiopathic pulmonary fibrosis）

特發性肺纖維化即俗稱的「菜瓜布肺」，是一種無明顯造成原因，進行性的肺纖維化（圖2.3）。肺間質的廣泛纖維化形成肺組織增厚，造成不可逆轉地喪失肺組織氧氣交換的能力。特發性肺纖維化是一致命的呼吸系統疾病，最常發生在50至70歲的老年人。肺部聽診對特發性肺纖維化的早期診斷具有重要意義。早期特發性肺纖維化病人雙肺底部首先出現囉音。胸部X光或胸部電腦斷層典型的發現包括好發於肋膜下肺組織和肺底區的蜂窩狀改變（honeycombing）合併有牽引性支氣管擴張（traction bronchiectasis）。肺功能檢查結果為限制性肺病通氣模式和DLCO受損。肺活檢是指從病患肺部取活組織進行病理形態學檢查。活組織檢查是此病診斷的標準[12,13]。

• **特發性肺纖維化的管理**（Management of idiopathic pulmonary fibrosis）

特發性肺纖維化的治療包括藥物治療（Nintedanib及Pirfenidone），肺復原治療，氧氣治療和肺移植等方法[12,13]。

八、肺功能檢查需注意事項

在做肺功能檢查之前有幾個步驟需注意。這些步驟包括患者準備、身體測量和評估，以及簡要的肺部病史。此外，肺功能測試通常是有順序進行，測試順序可以由醫事檢查人員決定，或者可以使用預定方案適應特定需求。

1. 患者準備

肺功能檢查的患者準備主要包括在實際測試之前給患者的指示。這些說明包含有：服用或避免特定藥物、避免吸菸，以及與肺功能測試相關的指南（例如運動測試，動脈血氣體分析）與操作指導。

(1) 停藥

病人要做肺功能檢查時通常都已使用支氣管擴張劑或其他相關藥物。如果需要了解支氣管擴張劑對肺功能的影響，那麼支氣管擴張劑必須要在操作肺功能之前停用，確切的停用時間依照每種藥物的不同而有不同規定。若停藥對某些病人而言是有影響的話，可教導病人依照個人需求使用藥物。在教導病人停用藥物時，需要小心因病人通常不是很了解他們所有使用藥物種類，因此病人有可能不只停止支氣管擴張類藥物，這極有可能會影響病人的安全，例如，病人不慎停止使用胰島素，不慎停止使用降血壓藥物、抗心律不整藥物……等，都有可能會影響病人其他已存在疾病。因此，若是病人無法確定停止使用何種藥品，或許可以考慮不要讓病人停藥。

(2) 停止抽菸

病人要做肺功能檢查之前，至少需要停止抽菸24小時。停止抽菸尤其對DLCO測試及動脈血液氣體分析相當重要。抽菸已被證實會降低擴散能力，且提高一氧化碳在血液中的濃度，進而導致血氧濃度數值不準確。其他病人需要注意事項包括病人在安排肺功能測試之前不可進食太多食物及劇烈運動，如果病人需要做激發測試的話，需要再特別指示病人需要停止哪一類藥物，且不可以飲用含有咖啡因飲料、可樂或巧克力。

有些病人可能因爲安全上需要會被要求留院觀察，病人必須要了解肺功能測試要求。若是病人無法坐或站則需要更多時間或額外器具讓測試能順利執行。有氣切的病人也需要特別的裝置來執行肺功能測試。病人主要語言若不是測試場所常用語言則需要翻譯從旁協助。在安排病人執行肺功能測試之前，仔細詢問病人以上的狀況就能提早了解及處置。

2. 身體評估

身體評估可用來測量每位患者預期的肺功能正常值。年齡、身高、體重及性別通常都會記錄，種族或人種也應該要記錄，因爲這些資料都與患者預期的肺功能正常值有關。在肺功能測試之前和測試期間也需要對患者呼吸狀態進行基本的身體評估。

病人的年齡應該要用實際生日計算，一些電腦化的肺功能檢查系統可以記錄病人生日及計算病人年齡，這是很有幫助的，特別是病人一段時間要再做一系列肺功能檢查時。輸入病人資料時要小心謹愼，數據如果輸入錯誤可能會導致嚴重高估或低估患者的預期值。

測量身高時不管是釐米還是英吋，都應該讓病人脫掉鞋子或穿著襪子量測。一個好的身高測量機，可讓病人身體靠近牆壁，頭部靠近測量點。如果病人無法站立，可以測量病人手臂，將兩手臂外展，大約就是病人身高。有駝背或脊柱側彎或相關問題的病人，也應使用臂展測量代表身高。可以使用長尺或捲尺來測量臂展。患者應在兩側水平伸展手臂，測量肩胛骨水平面由中指尖到椎體中心的距離。對側重複測量，並將所獲得的兩個値加在一起，這個長度就是病人的站立高度。

不管是以磅或公斤爲測量體重單位，都應該準確測量，因爲肥胖與限制性肺功能有關，因此，測量體重可能有助於解釋肺容量減少。體重是用來計算預期値的參考値。當使用體重預測預期値時，應該使用患者的理想體重。在肥胖患者中使用實際體重可能會高估預期値。體重還用於表示運動和代謝測量的耗氧量（即ml / kg）。

爲了確定患者能夠進行測試，可能需要對肺功能測試的患者進行物理評估。有關患者身體評估的文件也可幫助解釋測試結果（圖2.8）。身體評估應著重於呼吸模式，呼吸音（如有必要）和呼吸症狀（表2.2）。這些可以簡單地觀察並根據需要記錄。在測試時關於患者症狀的評論是一個有用的輔助手段，特別是當測試表現不太理想時。

3. 肺部病史

一份肺功能的異常報告可藉由病患提供有意義的肺部病史而被輕易地解答。一份肺部病史照例需在接受肺功能測試前取得，且需包含以下資訊：

(1) 年齡、性別、身高、體重、種族。

(2) 目前診斷或接受肺功能測試原因。

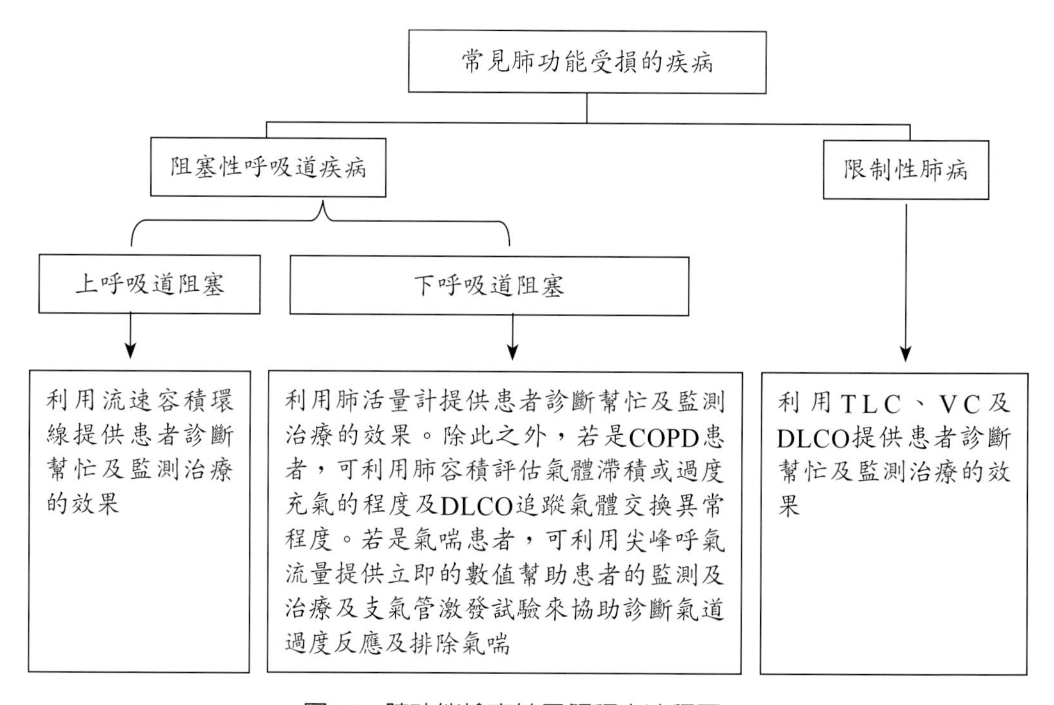

圖2.8　肺功能檢查結果解釋之流程圖。

表2.2　肺功能測試時身體評估

A. 呼吸模式
1. 是否有正常胸部擴張？是否對稱？
2. 呼吸速度是否過快？
3. 是否有胸悶或胸口不適？
4. 呼吸時，輔助呼吸肌是否使用？
5. 病患是否使用噘嘴吐氣法？

B. 呼吸聲 1. 是否有可聽見的呼吸聲？呼吸聲是遙遠或是沒有？ 2. 特別在吐氣時，是否有連續、音調較高喘鳴聲（wheezing）？經過肺部哪區域？ 3. 特別在吸氣時，是否有喘鳴聲（stridor）？ 4. 是否有任何不正常呼吸聲（例如：粗囉音crackle、肋膜摩擦音rubs）？
C. 呼吸道症狀 1. 是否有發紺現象？ 2. 是否有明顯呼吸急促（輕微、中等、嚴重）？ 3. 病患是否有咳嗽？如果有，是否有痰？ 4. 病患是否接受補充氧氣治療？如果有，用量？ 5. 病患血氧飽和度（血氧飽和儀數值）？
D. 家族病史：直系親屬中（父母、兄弟姊妹）是否曾患有以下疾病？ 1. 結核病 2. 肺氣腫 3. 慢性支氣管炎 4. 哮喘 5. 花粉症或過敏 6. 癌症 7. 其他肺部疾病
E. 個人病史：是否曾經患有或是被告知患有以下疾病？ 1. 結核病 2. 肺氣腫 3. 慢性支氣管炎 4. 哮喘 5. 反覆肺部感染 6. 肺炎或肋膜炎 7. 過敏或花粉症 8. 胸部損傷（如果有，類型？） 9. 胸部手術（如果有，類型？）
F. 職業：是否曾在以下場所工作？ 1. 礦井、採石場、鑄造廠 2. 鄰近氣體或油煙的環境（如果有，類型？） 3. 塵土飛揚的環境（如果有，類型？） 4. 目前或過去的職業？ 5. 幾年？
G. 吸菸習慣：是否曾吸以下幾種菸： 1. 香菸（每日用量？） 2. 雪茄（每日用量？） 3. 菸斗（每日用量？） 4. 時間（年）？ 5. 仍在吸菸？是／否 6. 身邊是否有吸菸者？是／否

H. 咳嗽：是否曾咳嗽？ 1. 早上是／否 2. 晚上是／否 3. 咳血（何時？） 4. 咳痰（何時？）（顏色？）（量？）
I. 呼吸困難：是否在以下時間曾有過氣短？ 1. 休息是／否 2. 運動（何時？） 3. 晚上是／否 4. 清晨是／否
J. 測試時，病患情況 1. 呼吸困難是／否 2. 喘鳴聲（wheezing）是／否 3. 喘鳴聲（stridor）是／否 4. 咳嗽是／否 5. 發紺是／否 6. 憂慮是／否 7. 合作是／否
K. 當前藥物治療（心、肺、血壓） 最後使用：

以上問題都可以是或否作答，或圈選出適當答案。需提供空間利於病患或病史提供者回答、填寫及參與討論。

參考文獻

1. Burrows B. Airways obstructive diseases: pathogenetic mechanisms and natural histories of the disorders. The Medical Clinics of North America. 1990,01 May 01;74(3): 547-559.
2. Newman KB, Mason UG 3rd, Schmaling KB. Clinical features of vocal cord dysfunction. Am J RespirCrit Care Med. 1995 Oct;152(4 Pt 1): 1382-6. .
3. Kelly BJ, Luce JM. The diagnosis and management of neuromuscular diseases causing respiratory failure. Chest. 1991 Jun;99(6): 1485-94.
4. Putman MT, Wise RA. Myasthenia gravis and upper airway obstruction. Chest.

5. 2017臺灣肺阻塞臨床照護指引
6. Global Strategy for the Diagnosis, Management and Prevention of COPD, Global Initiative for Chronic Obstructive Lung Disease(GOLD)2017. Available from: http://goldcopd.org.
7. 2018臺灣成人氣喘診療指引
8. GINA Report, Global Strategy for Asthma Management and Prevention(2018 updated). Available from: http: //ginasthma.org/ 2018-gina-report-global-strategy-for-asthma-management-and-prevention/
9. Davis PB, Drumm M, Konstan MW. Cystic fibrosis. Am J RespirCrit Care Med. 1996 Nov;154(5): 1229-56. Review.
10. Murphy DM, Hall DR, Petersen MR, Lapp NL. The effect of diffuse pulmonary fibrosis on lung mechanics. Bull EurPhysiopatholRespir. 1981 Jan-Feb;17(1): 27-41.
11. Bergofsky EH. Respiratory failure in disorders of the thoracic cage. Am Rev Respir Dis. 1979 Apr;119(4): 643-69. Review.
12. 2015特發性肺纖維化實證診斷及處置指引
13. Raghu G, et al., An Official ATS/ERS/JRS/ALAT ClinicalPractice Guideline: Treatment of Idiopathic Pulmonary Fibrosis. An Update of the2011 Clinical Practice Guideline. Am J RespirCrit Care Med. 2015 Jul; 192(2): e3-19. Erratum in: Am J Respir Crit Care Med. 2015 Sep;192(5): 644.

第三章 肺功能檢查感測基本原理

吳明峰

肺功能檢查有很多的細項，每個細項都有基礎的原理以及發展的考量，其中，肺流量計可說是最基本也是應用最廣的檢查工具。本章將介紹流體的特性，呼應肺流量計的原理，以作爲肺功能檢查的基礎。

呼吸作用（respiration）的五大過程包含通氣（ventilation）、在肺部的氣體交換（gas exchange in lung）、運輸（transportation）、在組織的氣體交換（gas exchange in tissue）以及細胞呼吸（cell respiration）[1]。肺功能檢查的主要角色在於前兩個部分，其項目包含了用力肺活量（forced vital capacity, FVC）、流速容積環（flow volume loop, FVL）、肺總量（total lung capacity, TLC）、殘餘容積（recusal volume, RV）、單口吸氣氣體交換（signal breath gas exchange）、支氣管擴張試驗（bronchodilator test, BT），以及支氣管激發試驗（methacholine challenge test, MCT）等。透過這些不同的量測項目來反應肺部疾病的嚴重度與類別，以提供診治的參考依據。由於這些項目皆以肺部內的氣體作爲標的，因此，流體感測可以說是肺功能檢查的基礎。

3.1 流體描述

物質可分爲固體與流體[2]，主要的差異在於對剪應力（shear stress）的反應；流體（fluid）受剪應力作用時，會隨著時間產生連續形變（如圖3.1），這有如吸管放在一杯奶茶裡頭，只要吸管仍在，奶茶的形變就持續的進行；而固體受剪應力作用時，僅會在起始有形變發生，若在彈性限度內，此形變與剪應力呈正比；若超過彈性限度，則產生永久形變，如玻璃杯掉落地上後，僅碰觸時破裂並產生形變。流體可進一步再分爲氣體與液體，兩者差異在於可壓縮程度。肺功能檢查如FVC所觀察的標的即是體內呼出的氣體，係屬於流體的一環，因此，常以流速或流量等參數爲FVC的觀察指標。與流體有關的溫度、壓力等物理量，都會造成數值的影響，比方同樣一公升的呼氣容積在BTPS（body temperature and pressure saturated，體內狀態）與ATPS（ambient temperature and pressure saturated，一般室溫狀態）狀態就會有差異。

流體受外加壓力時，便會產生運動；當在管路移動時，也會因爲管路的特性與流體因素造成擾流（雷諾數（Re）> 2300）或層流（雷諾數 < 2000）（圖3.2）。此外，流體具有下列基本性質[3]：

1. 黏度（viscosity）：黏度越小，流體越容易流動，且會受溫度影響。

2. 密度（density）：與溫度及壓力有關。理想氣體之關係爲$P = \rho RT$；其中，P爲絕對壓力；ρ爲密度；R爲氣體常數；T爲絕對溫度。
3. 壓縮性（compressibility）：流體受到單位壓力變化時所產生的體積變化量。

雷諾數與流體黏度、流體流經管徑之大小、流體密度與流速有關[2]，可定義爲：

$$Re = \frac{Dv\rho}{\mu} \tag{3.1}$$

其中v爲流速，D 爲管路半徑，ρ 爲流體密度，μ 爲流體黏度

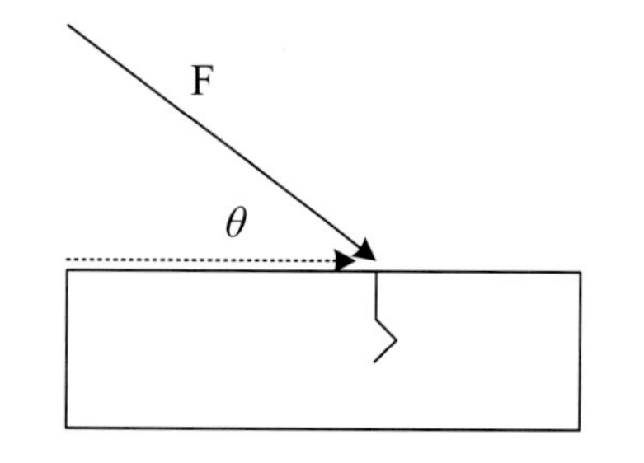

圖3.1 剪應力為水平分量對受力面積的外力。

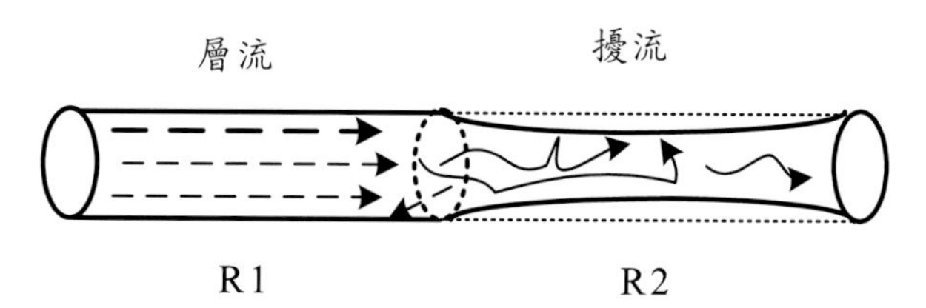

圖3.2 流體在管路中行進的路徑（R為管路半徑），R1 > R2。

呼吸道就如同流體管路一樣，上呼吸道從鼻腔、口腔到氣管（trachea）上緣的環狀軟骨（cricoid cartilage）；下呼吸道延伸氣管到峭部（carian）左右分別以約45-55°與20-30°形成支氣管，再細分到以平滑肌爲主的細氣管、氣管終端與肺泡。成年人之氣管半徑約2公分，長度約爲12公分，並有C型軟骨附著於外（圖3.3），避免呼吸道因爲用力呼吸而造成塌陷[4]。

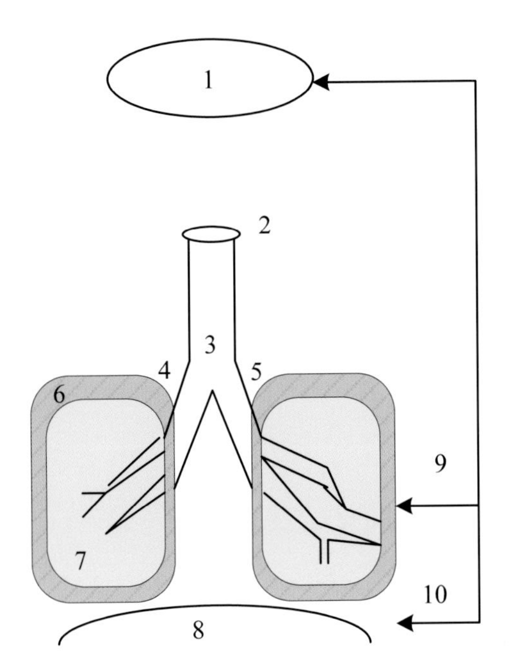

圖3.3　肺部與呼吸控制模型圖（氣管以下）。呼吸中樞(1)；氣管(2)；氣管隆凸峭(3)；右支氣管(4)；左支氣管(5)；肋膜(6)；肺臟(7)；橫膈膜(8)；呼吸中樞對肋間與腹部肌肉的控制(9)；呼吸中樞對橫隔膜之控制(10)。

3.2 流速與流量

我們觀察固體移動時，一般使用速度（speed）作爲單位，定義爲單位時間內所移動距離之變化量（Δdistance/time）。然而，流速的定義[5]，係指單位時間內流體流過某截面積管路的量（Q），可以質量流率（Q_m）體積流率（Q_v）作爲衡量：

$$Q_m\text{（mass flow rate）} = \dot{M} = \frac{dM}{dt} = \nu \times A \times \rho \tag{3.2}$$

$$Q_v\text{（volume flow rate）} = \dot{V} = \frac{dV}{dt} = \nu \times A \tag{3.3}$$

其中，ν爲流速，A爲管路截面積，ρ爲流體密度，V爲體積

3.3 肺功能儀器感測原理（Principle of spirometes）

皮托管感測器（Pitot tube）與熱線圈感測器（hot-wire sensor）爲肺功能儀器最常見的感測元件。如圖3.4所示，皮托管爲十八世紀法國工程師亨利、皮托所提出[6]；其原理係在一流體管路中，置入一側管（皮托管），則側管內將充滿流體，當流速（ν）所產生的動壓，使得側管之液位上升（h），達到壓力最後的平衡。

假設流體管路之內徑爲R，流體密度爲ρ，根據白努力原則（Bernoulli equation）：

$$P_1 + 1/2\ \rho v^2 = P_2 \qquad (3.4)$$

$$1/2\ \rho v^2 = P_2 - P_1 = \Delta P \qquad (3.5)$$

$$v = \sqrt{2\Delta P/\rho} = \sqrt{2gh} \qquad (3.6)$$

其中$P_1 = R\rho$（靜壓）；P_2 = 總壓 = $P_1 + P_d$（動壓 = $1/2\ \rho v^2$）；因此，根據皮托管之液位上升高度，即可偵測流速（ν）

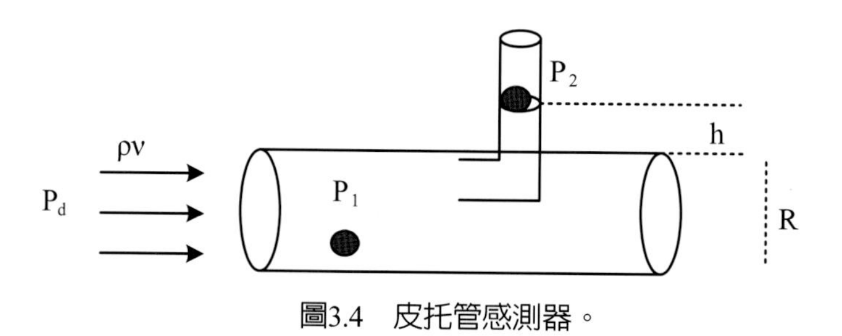

圖3.4　皮托管感測器。

熱線圈感測器主要是由加熱元件以及溫度感測元件所構成，利用流體流動改變加熱元件而影響溫度或功率變化，作爲流量或流速之量測[7]。如圖3.5所示，當一熱線圈受溫度影響時，其電阻將作下列變化：

$$R' = R_0[1 + \alpha \times \Delta t] \qquad (3.7)$$

$$\Delta t = T' - T_0 \qquad (3.8)$$

其中，R'爲變化後之電阻值，R_0 爲變化前之電阻值，α 爲物質的溫度上升係數，Δt 爲反應前後之溫度變化量

此外，根據King’s formula[6]：

$$Q = I^2R = IV = (A + B \times v^n) \times \Delta t \tag{3.9}$$

其中Q爲系統提供之熱量，A表示流速爲0時之散熱常數，B表示受流體影響之散熱常數（與材質有關），v爲流速，n爲流速與功率Q之間的相關係數，介於0.45～0.52。

當熱線圈感測系統提供之熱量爲固定時，隨著流體帶走的熱量，造成系統之溫度下降係爲定熱量模式；若固定系統之溫度差，當流體進入系統時，則改變熱量，此爲定溫模式。整個感測系統，利用感測器時間差之反應，則可以確認流體進入方向（圖3.6）；肺流量計（Spirometer）即是利用流量偵測與流體進入方向，得知病患吸氣、吹氣大小，以及不同時間所反應流量變化之技術（圖3.7與圖3.8）。

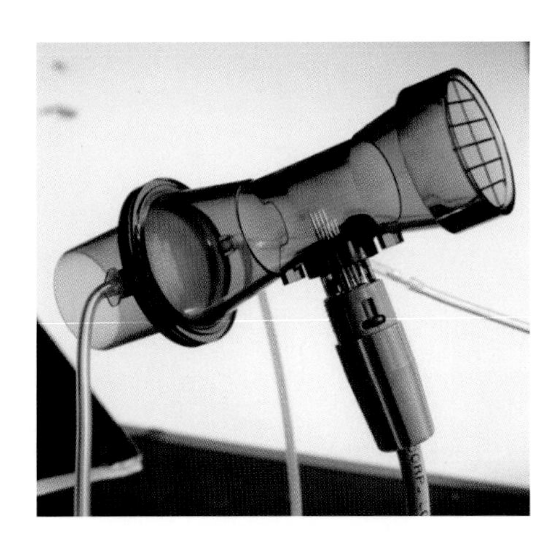

圖3.5　熱線圈流量感測器。

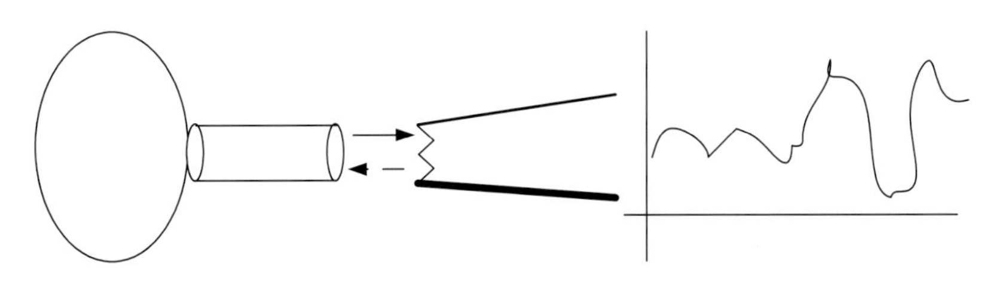

圖3.6　肺功能計方向與呼吸關係。

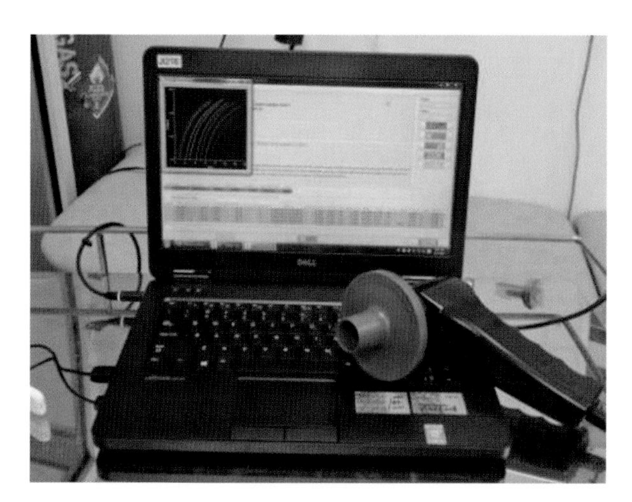

圖3.7　簡單型肺功能計。

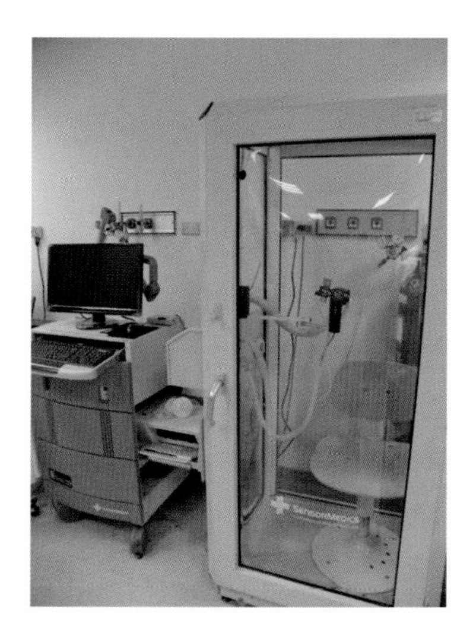

圖3.8　複合型肺功能計。

3.4 肺流量計與呼吸運動模型

當平靜吸氣時，由橫隔膜（diaphragm）往下收縮增加胸腔的垂直空間，此時，肺內壓約756-758 mmHg，肋膜壓約爲754 mmHg，使空氣（爲760 mmHg）從呼吸系統進入肺內；漲大的肺泡由於內部纖維的反射而自然呼氣，此時，肺內壓與肋膜壓分別約爲763 mmHg與756 mmHg。但當用力吸氣時，除橫隔膜外也需要外肋間肌（external intercostals muscle）的協力，增加水平的空間而快速吸入更多的氣體；用力呼氣時，透過橫隔膜的放鬆、腹直肌與內肋間肌（internal intercostals muscle）的協力，而將肺部內的空氣擠出。整個過程，如圖3.9所示，此時，在口腔外部的肺流量計，即可偵測上述動作所產生的氣體流速與方向，經過嘴巴在時間的定義上得知肺功能的情形。

肺流量計是肺功能檢查最基本的元件，它可以用來偵測的項目如呼吸道阻塞性疾病與侷限性疾病嚴重度與分類、上呼吸道阻塞狀態等；然而，若要量測其他相關功能，則必須額外增加配備，如體箱計、定量噴霧計等，可請讀者參閱本書第五至七的章節。

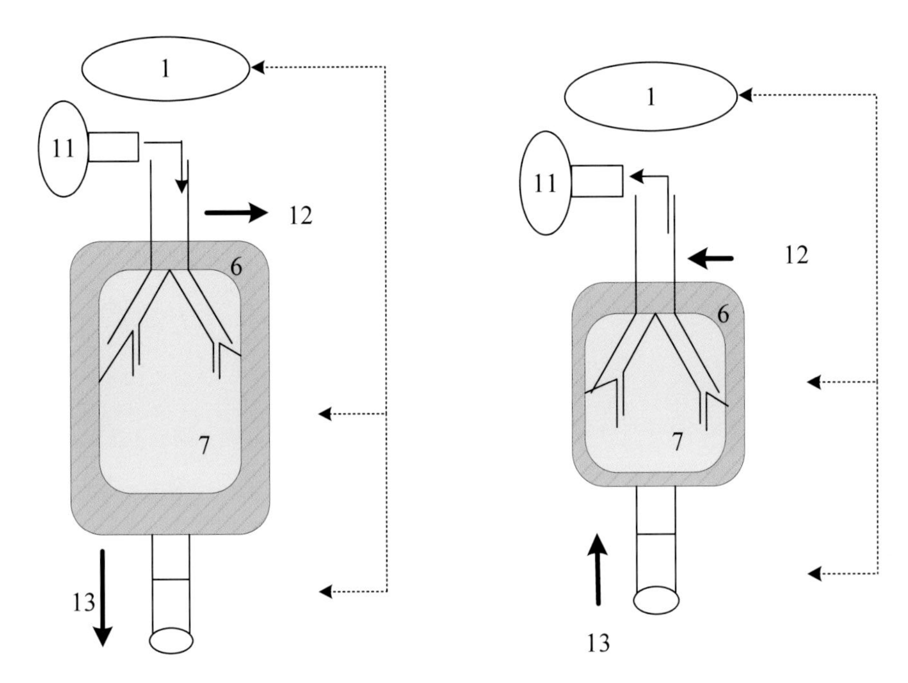

圖3.9　呼吸運動之肺部模型圖。用力吸氣時（圖左），橫隔膜(13)與肋間肌(12)分別往下與側面收縮，造成肺內壓(7)與肋膜壓(6)更低，使氣體經由上呼吸道透過氣管到肺臟。相反的，當用力呼氣時（圖右），橫隔膜與腹直肌作用，使得肺內壓與肋膜壓上升而排出氣體。肺量感測器(11)將能偵測這樣的動作所產生的流體狀態。

3.5 實際案例討論

一、如何能確保肺流量計的量測正確？

【Replay】　每日使用儀器前，利用三公升較校正筒作校正，且需涵蓋flow與volume等項目。如圖3.10即是分別對低、中、高之流速作校正；圖3.11即是對於流量作校正，每次的量對於校正筒之標準件應小於3%。

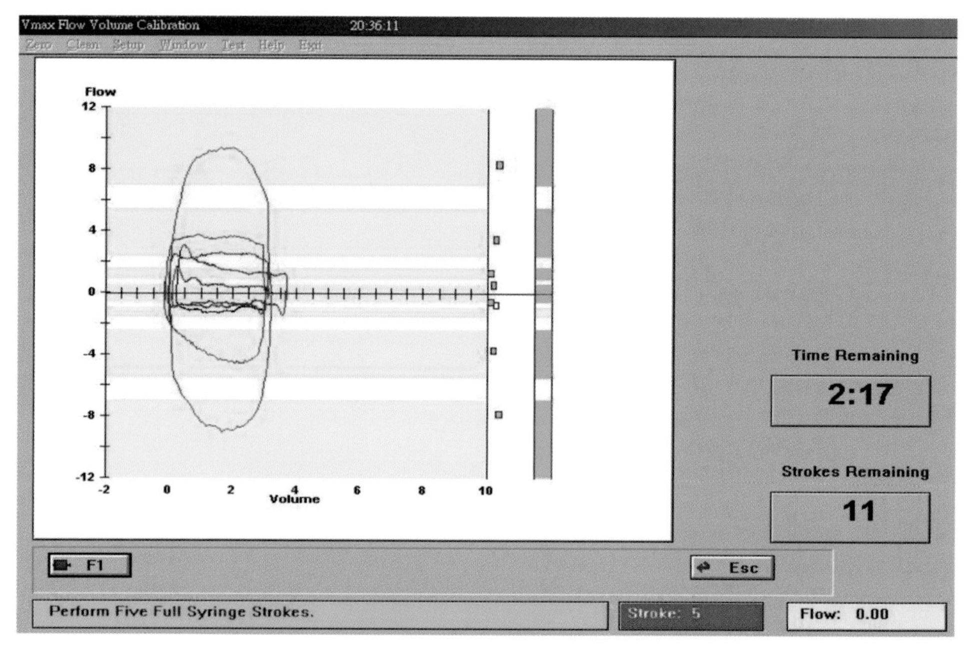

圖3.10　流速校正。需要一定時間內完成高、中、低流速的校正。

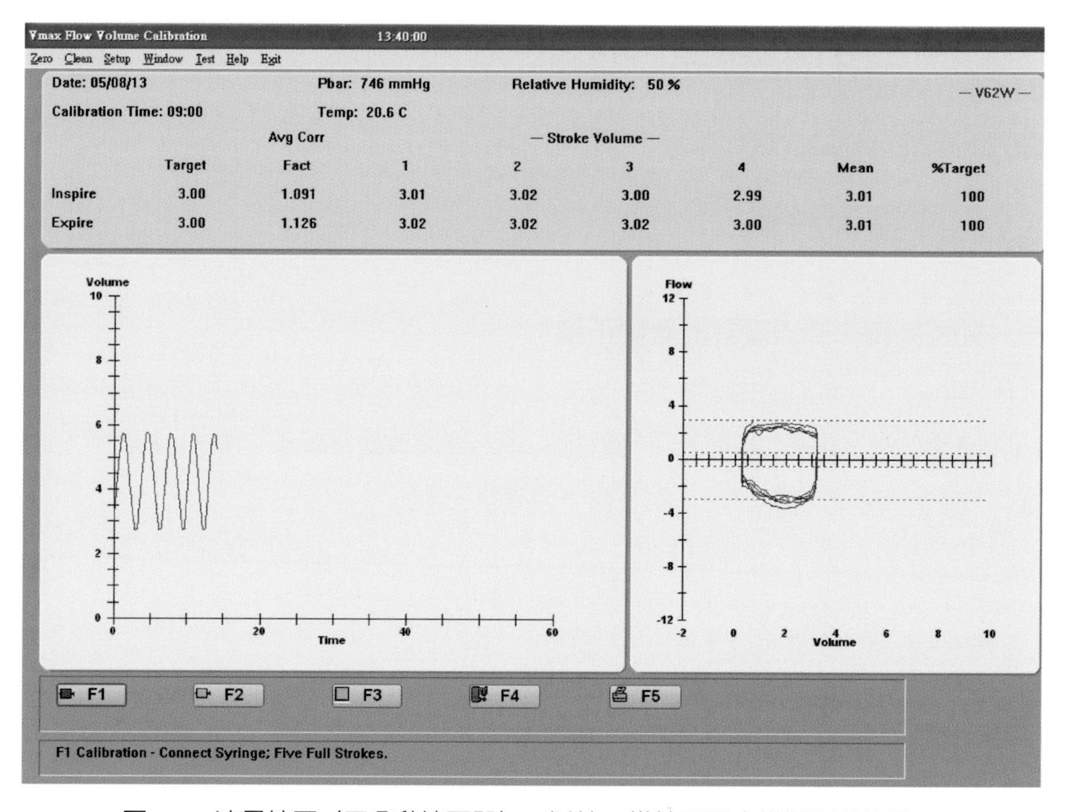

圖3.11　流量校正（三公升校正器）。以拉、推校正器來模擬呼吸的量。

二、在ATPS狀態下之氣體為3.0L，在BTPS狀態下為幾L？

【Replay】

1. ATPS爲環境溫度、壓力與飽和度，BTPS爲體溫壓力與飽和度。
2. 假設環境爲27℃，以理想氣體方程式（PV = nRT）來導論的話，可以發現氣體莫耳數（n）與常數（R）不變，PV與T成正比。
3. 則 $P_1V_1 / T1 = P_2V_2 / T_2$

   $(760 \times 3) / (27 + 273) = (760 - 47) \times V_2 / (37 + 273)$

   $V_2 = 3.3L$
4. 如果換成標準狀態（standard temperature and pressure for dry gas, STPD）（標準溫度0℃，一大氣壓的乾燥狀態），請讀者自行練習。

〔學習導引〕

生活中有很多物質沒有固定質量中心，受到應剪力而產生形變的流體，如喝的飲料、燃燒的煙火、吹過樹梢的風以及雨滴等等，這些物質的移動常以流速（flow）來表示。至於流量（volume），則是流速時間所累積的量，如同吹氣球，持續吹氣就漲大一般。由於肺臟如同容器，裡頭所裝的量又稱爲容積，因此，肺功能有許多以容積爲名的量，如潮氣容積（tidal volume, TV）、殘餘容積（RV）。

3.6 重點複習

1. 呼吸作用的五大過程包含通氣、在肺部的氣體交換、運輸、在組織的氣體交換以及細胞呼吸。
2. 流體之雷諾數與流體黏度、流體流經管徑之大小、流體密度與流速有關。
3. 肺流量計爲偵測流體流速與方向的感測元件。
4. 流速係指單位時間內流體流過某截面積的量，可以質量流率或體積流率作爲衡量。

5. 利用三公升校正器之標準件，可提供肺流量計在流速與流量的校正。

參考文獻

1. OpenStax. The Respiratory System. In: Human Anatomy and Physiology. At: https://openstaxcollege.org/textbooks/anatomy-and-physiology/adapt Accessed at Jan10, 2017.
2. Pedley,T. J. Introduction to Fluid Mechanics. SCI. 1997;61: 7-24.
3. Olsson A, Stemme G, Stemme E. A valve-less planar fluid pump with two pump chambers. Sensor Actuators A Phys. 1995; 47(1): 549-556.
4. Robinson PJ, Schellenberg RR, Wakai Y, Road J, Paré PD. Canine trachealis muscle shortening and cartilage mechanics. J Appl Physiol(1985). 2004; 96(3): 1063-8.
5. Cecconi M, Parsons AK, Rhodes A. What is a fluid challenge ? Curr Opin Crit Care. 2011; 17(3): 290-5.
6. BrownGO. Henry Darcy and the making of a law. 2002;Water Resour Res 38.
7. H. H. Bruun, Hot-wire Anemomometry. In: Principles and Signal Analysis. Oxford University Press, Oxford, UK. 1995.

第四章 肺流量計相關之檢查

吳明峰

延伸第三章的基礎，本章將介紹幾項最爲熟知的檢查項目，從儀器的準備、檢查的解說與執行，以及最後的結果判讀。目的是能夠提供第二章所介紹的阻塞性呼吸道疾病及其他適用疾病的價值。

4.1 重要性與適應症

肺流量計在於偵測呼吸道特定時間的流量與流速之情形，藉以評估有關呼吸道阻塞與胸腔侷限性疾病的工具。關於肺流量計相關檢查與適應症如表4.1所示：

表4.1　肺流量計相關檢查與適應症

檢查項目	適應症
FVC（用力肺活量）	下呼吸道阻塞、侷限肺疾病
FVL（流速容積環）	上呼吸道阻塞
MVV（最大志願換氣量）	阻塞性肺疾病
BT（支氣管擴張試驗）	氣喘、慢性阻塞性肺疾
SPT（支氣管激發試驗）	氣喘

4.2 用力肺活量（Forced Vital Capacity, FVC）

FVC的定義爲吸飽氣之後一口氣用力吹到完全沒有氣流，成人至少達6秒以上，12歲以下之小朋友最少得達3秒[1]。從圖4.1可以觀察到當吸氣時，觸發流量感測器或壓力的變化，一直達到容積爲0，表示已吸飽；此時用力呼氣，容積將隨著時間一直暴加至最高點，表示已完全將氣吹盡。如圖4.2所示，當吸氣時，空氣從人體外流至胸腔內，帶動流量感測器溫度或壓力之變化，此時FVC圖（flow volume curve或FVC figure）會在第四象限由右至左產生相對的曲線，一直達到flow爲0，代表沒有吸氣動作，表示已經吸飽；此時用力吹氣，反方向驅動流量感測器，此時FVC圖會在第一象限呈現一個流速尖峰然後平滑往右下滑達到flow爲0，表示已經沒有氣流呼出，亦表示吹氣之終點。

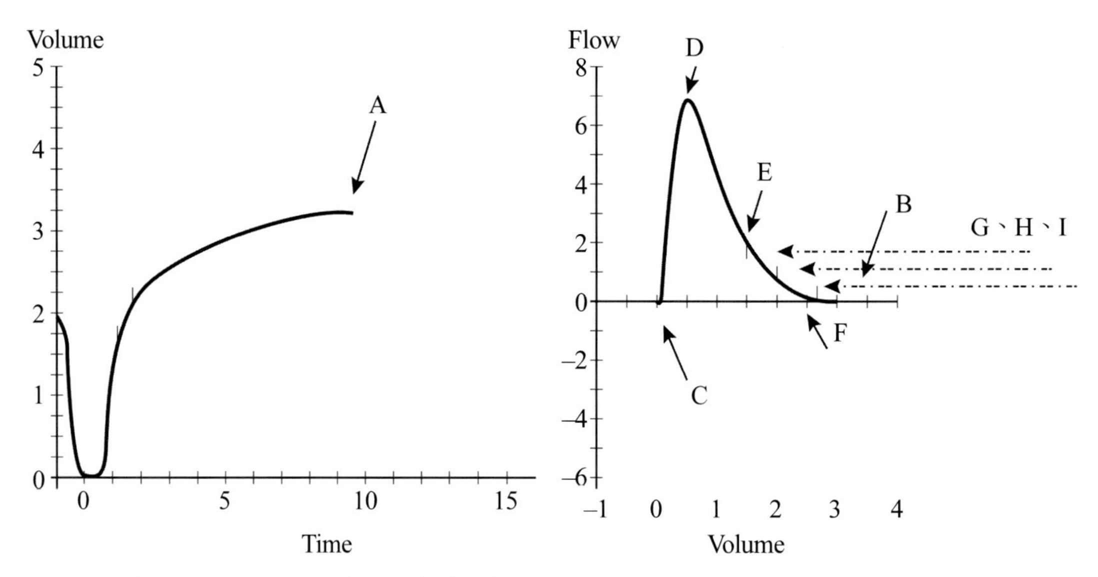

圖4.1　左圖：Spirogram（時間容積圖）。圖4.2　右圖：FVC figure（流量容積圖）。Spirogram表示吐氣量隨著時間累積，曲線最高點（箭頭A）為FVC（3.23L）；其中三個標籤分別為0.5秒（1.72L）、1秒（2.11L）與3秒量（2.70L），可以$FEV_{0.5}$、$FEV_{1.0}$以及$FEV_{3.0}$來表示，按此可以得知$FEV_{1\%}$=65%。FVC figre之Y軸為流速（Flow），X軸為容積（Volume）；箭頭B點表示吹氣終點，即為殘餘容積之切點；而箭頭C點，則表示吸氣終點，亦為肺總量之最高點，因此，X軸點C至B可表示為用力肺活量。圖最高點為用力吹氣之尖峰，可以PEF來表示；此外，圖中有3個往下之標籤，如箭頭D、E、F分別表示吹氣量（FVC）1/4、1/2與3/4處，以$FEF_{25\%}$、$FEF_{50\%}$與$FEF_{75\%}$來表示；而G、H、I（往上標籤）由上而下分別表示吹氣0.5秒、1與3秒之流量，相當於spirogram顯示之量。

〔學習導引〕

FVC衡量在用力之下完全呼出來的量，理論上會跟VC一樣；但在嚴重阻塞病患身上，吹氣時間要很長才能將氣體完全呼出，甚至達20幾秒，但由於耗氧量以及肌肉張力無法持續，以致於無法完全呼出，因此，FVC可能小於VC。

4.2.1 執行FVC程序

FVC主觀之變數包含吸氣方式、用力程度及吹氣時間等，同一個人在單次檢查中不同的兩口吹氣可能產生極爲不同的數據；美國胸腔醫學會（The American Thoracic Society, ATS）與歐洲呼吸醫學會（European Respiratory Society, ERS）爲了量測標準化，在每次吹氣的開始、呼氣至終點的判別及結果之衡量，給了相關的規範，包含了好的開始、用力呼氣至終點與結果之選擇及判斷。

1. 好的開始

一個好的開始，必須在吸飽氣後毫不猶豫的立即快速用力吹氣，使得外推量（volume of extrapolated, VOE）需< 5%FVC或150 mL（圖4.3）[1]；同時，也需留意是否有漏氣，通常戴牙套或喉部手術較常出現此情形，此時，可以取下牙套或外加紙嘴作改善。圖4.4爲FVC吹氣猶豫之圖，此時可觀察是否關閉喉結所致或者沒有明確吹氣指標作爲引導。

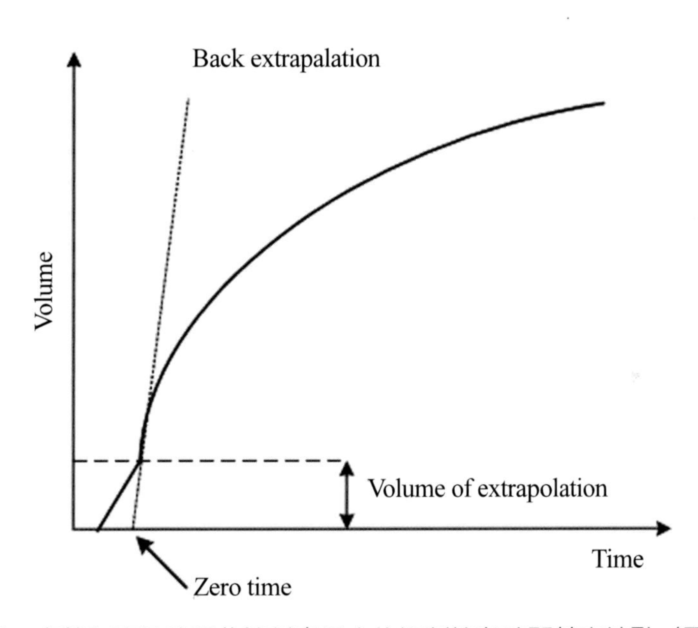

圖4.3 外推量，定義為流量時間曲線斜率最大的切割線與時間軸交接點（零點）的量。

2. 呼氣至終點

實施用力肺活量時，必須從頭到尾都很用力吹，直到沒有氣流爲止（至少一秒以上 < 0.15L），其中成年人至少得吹6秒，而小於12歲的小朋友至少得吹3秒；此外，吹氣過程中，至少1秒內不能有咳嗽的情形，如此，才能算是一次成功的測試。

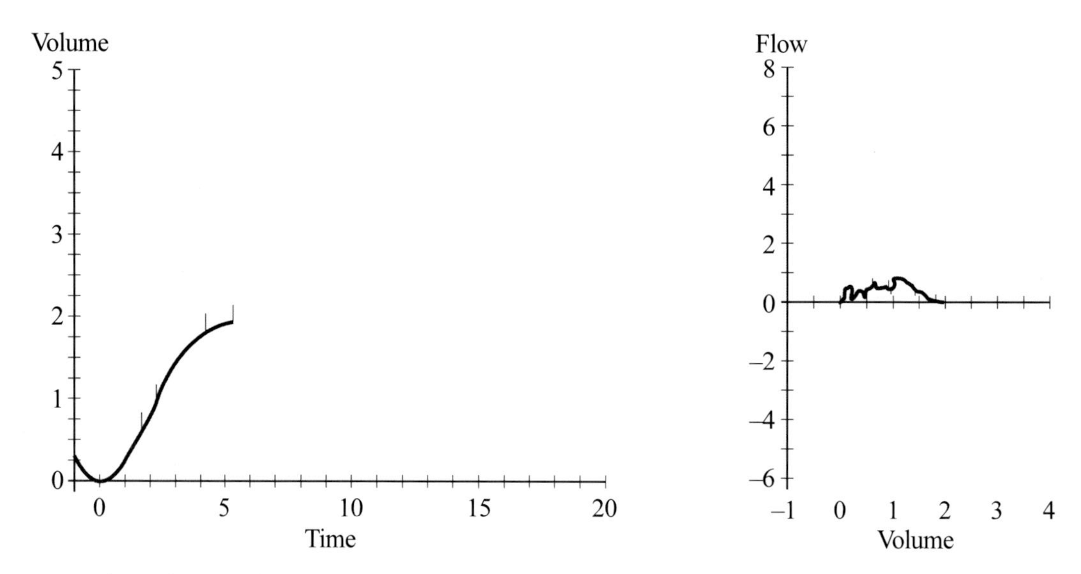

圖4.4（圖左）開始吹氣猶豫，造成外推量（370mL）過大；圖4.5（圖右）可以觀察到從頭至尾都沒用力。

3. 結果之衡量

由於用力程度不同或者吹氣時間差異過大，都會影響FVC及相關數值的表現；因此，在不同次的吹氣，即需考慮到再現性（reproducible）是否穩定。根據ATS[1]規範，在執行至少三次成功的FVC中，FVC與FEV_1個別的最大值與次大值之間的差異需 < 150mL；而不同次之間差異需 < 10% [1]，此時表示檢查之結果的穩定度具有相當的可信，最後選擇FVC + FEV_1最大值當成檢查結果。

4. 執行時應注意事項

FVC檢查是個變數很多的項目，執行前、中、後需確認每個環節是否合乎標準（表4.2），以獲得標準之量測。此外，臨床上有不少有趣的吹氣案例，讀者可參考4.2.3實際案例討論，並根據第三章感測原理來作推導。

4.2.2 FVC臨床數值報告與意義

FVC最基本之數值如表4.3所示，其中參考數值（reference）或預測值（prediction）引用Knudson等人[2]的研究，根據病患之身高與年齡所建立。從三次執行（trial）結果來看，第一次出現的問題，顯而易見的是PEF以及FVC非常小，

表4.2　執行FVC之檢核表

	量測端	病人端
檢查前	1. 是否已完成當日流量與流速之校正 2. 輸入基本資料核對的正確性 3. 是否準備好相關耗材（如過濾器）	1. 是否核對病患身分正確性 2. 是否針對不同類型病患給予合適的操作解說
檢查中	1. 每次是否有完整吹完氣體且至少大於6秒鐘（成人） 2. 是否至少完成3次可接受的測試 3. 最好的兩次之間的FVC、FEV_1之差是否小於150mL，PEF < 10%	1. 每次執行後，觀察病患身體是否不適 2. 每次執行後的優缺點，是否有及時給予說明 3. 若無法改善缺點，是否利用工具作矯正訓練
檢查後	1. 量測終點是否符合標準 2. 失敗報告是否註記（超過8次） 3. 是否完成耗材之清理與消毒	1. 病患身體是否不適 2. 是否告知初步報告呈現時間

但是否符合吹氣標準，還需要檢視FVC圖；之後的第二、三次FVC與FEV_1之差異量皆 < 150mL，PEF則爲5.8%，若第一次也是可以接受的測試，則最後結果應爲最大的第二次；倘若第一次並未符合測試的要求，則至少得再吹一次，並重新確認最後結果。

在報告上，儀器會產生三碼或六碼的0或1所組成的E-code（圖4.6），這表示最終的報告是否有按照標準程序作業以符合品質的要求。1表示未符合，0表示已符合。其中，第一碼爲FVC的重複性（在最大的兩次測試中，FVC差異 < 150mL）；第二碼爲FEV_1的重複性（在最大的兩次測試中，FEV1差異 < 150mL）；第三碼爲PEF的重複性（在最大的兩次測試中，PEF差異 < 10%）；第四碼爲VOE（volume of extrapolation），亦即back-extrapalation volume，表示欲選取的最佳測試之VOE是否 < 5%FVC或150 mL；第五碼則爲end of test（EOT），說明欲選取最佳的測試之呼氣，是否有達到沒有流速的狀態；而第六碼則說明欲選取的最佳測試之呼氣，是否有超過6 sec。

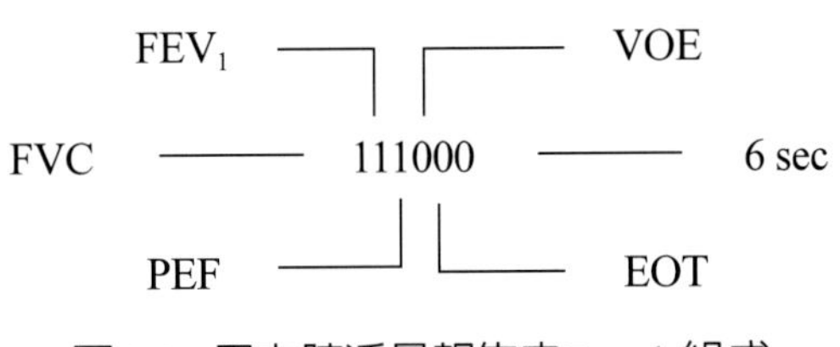

圖4.6　用力肺活量報告之E code組成

表4.3　FVC之報告

	Ref	Best	% Ref	Trial 1	Trial 2	Trial 3
FVC	2.69	3.23	120	1.78	3.25	3.23
FEV_1	2.10	2.11	100	1.75	2.21	2.11
FEV_1/FVC		65		98	68	65
$FEF_{25-75\%}$	2.18	1.00	46	2.97	1.18	1.00
PEF	6.65	7.06	106	4.44	6.67	7.06

用力吹氣一秒量（forced exhaled volume in 1 second, FEV_1）為執行FVC從開始到第一秒所得之量（如圖4.2所示），主要反應大呼吸道的情況，當氣道發炎或阻塞，很容易在FEV_1/prediction或者是FEV_1/FVC產生下降的情形；另外，FEVt表示從開始到不同時間點的呼氣量，最常用的是6秒量（FEV_6），常用來作為取代FVC[3]。

壓力差（如吹氣時，口腔與肺泡間的壓力差）是氣體流動的驅動力，而阻力包含管路收縮與痰液等，是氣體流動的阻礙程度。根據流量、壓力與阻力的關係（公式4.1），流量與壓力差成正比而與氣道阻力成反比

$$Q = \frac{\Delta P}{R} \tag{4.1}$$

其中

Q：流量，L/min

ΔP：壓力差，cmH_2O

R：氣道阻力，$cmH_2O/L/min$

公式4.1也可以用來作為血流量與血管兩端的壓力差成正比，與血流阻力成反比。

此外，根據普賽爾氏定律（Poiseuille law），公式4.2說明氣道阻力和氣道直徑成反比，當直徑增加，氣流阻力下降[4]。

$$R = \frac{8\eta L}{\tau r4} \tag{4.2}$$

其中

R：氣道阻力，$cmH_2O/L/min$

η：氣體黏性

r：氣道半徑

L：氣道長度

根據公式（4.1）與（4.2）的概念，我們可以知道氣道半徑越大，則氣道阻力越小，而氣流越大；若氣道有痰液，增加了氣體黏度，則阻力也會增加；臨床上，$FEF_{25-75\%}$（forced expiratory flow at 25-75%用力呼氣中段流速）是最常用來觀察小呼吸道的阻塞的的指標，一般建議以 < 65%預測值作為參考。$FEF_{25-75\%}$之計算方式如圖4.7所示，FVC的25%（A點）與75%（B點）位置流速差與對應的時間片段（C至D）之比值。

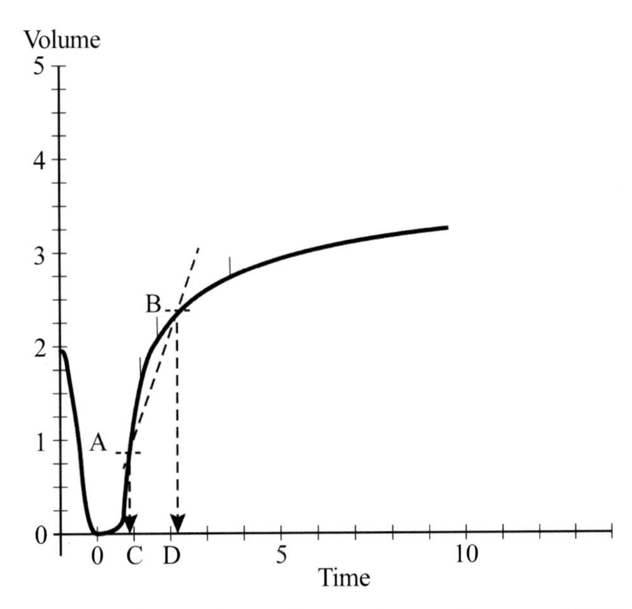

圖4.7　$FEF_{25-75\%}$；A為0.81L（$FEF_{25\%}$），B為2.4L（$FEF_{75\%}$）；C-D時間為1.4秒；$FEF_{25-75\%}$ = 1.59/1.4 = 1.14（L/sec）。

除氣道阻力與半徑外，肺的順應性（compliance, C）與氣體進出呼吸道的難易程度也有關。肺的順應性定義為單位肺間壓力（ΔP）的改變所造成的肺容積改變量（ΔV），可以公式（4.3）來表示。

$$C = \frac{\Delta V}{\Delta P} \quad (4.3)$$

當順應性越大，表示肺的彈性越好；當順應性越小，如肺部纖維化，則必須做更多的功來讓氣體進出，因此，會覺得呼吸較費力或困難。

有了肺流量計的量測值（如FEV_1或FVC）、預測值以及呼吸道的特性，我們進一步可以從不同的組合中，將呼吸道疾病或其嚴重度作分類。在美國常以NHANES III之預測值的5%以下，定為正常值的下限（lower limits of normal, LLN）作為疾病陽性的參考依據[9]。然而，不同的研究學者或不同疾病指引之陽性定義也略有不同，茲以本書第二章的分類，整理如表4.4至4.6供讀者參考。

表4.4　依據肺流量計作為肺功能疾病的分類

	阻塞性氣道疾病	侷限性疾病	混合性疾病	參考文獻
ATS/ ERS	$FEV_1/FVC < LLN$	TLC< LLN	FEV_1/FVC以及TLC< LLN	1,12
GINA	FEV_1/FVC <75%（成人） FEV_1/FVC <90%（小孩）			5
GOLD	吸擴張劑後之 FEV_1/FVC <70%			6
其他	$FEF_{25\text{-}75\%}$ < 65%預測值			7

表4.5　以FEV1%預測值作為肺功能異常嚴重度分類

嚴重度	FEV_1% 預測值	參考文獻
輕度（mild）	>70	1
中度（moderate）	60-69	1
中重度（moderately severe）	50-59	1
重度（severe）	35-49	1
極重度（very severe）	<35	1

表4.6　慢性阻塞性肺病之嚴重度分類（吸擴張劑後之FEV_1/FVC< 70%條件下）

嚴重度	FEV_1% 預測值	參考文獻
輕度（mild）	$FEV_1 \geqq 80\%$	6
中度（moderate）	$50\% \leqq FEV_1 < 80\%$	6
重度（severe）	$30\% \leqq FEV_1 < 50\%$	6
極重度（very severe）	$FEV_1 < 30\%$	6

4.2.3 FVC實際案例討論

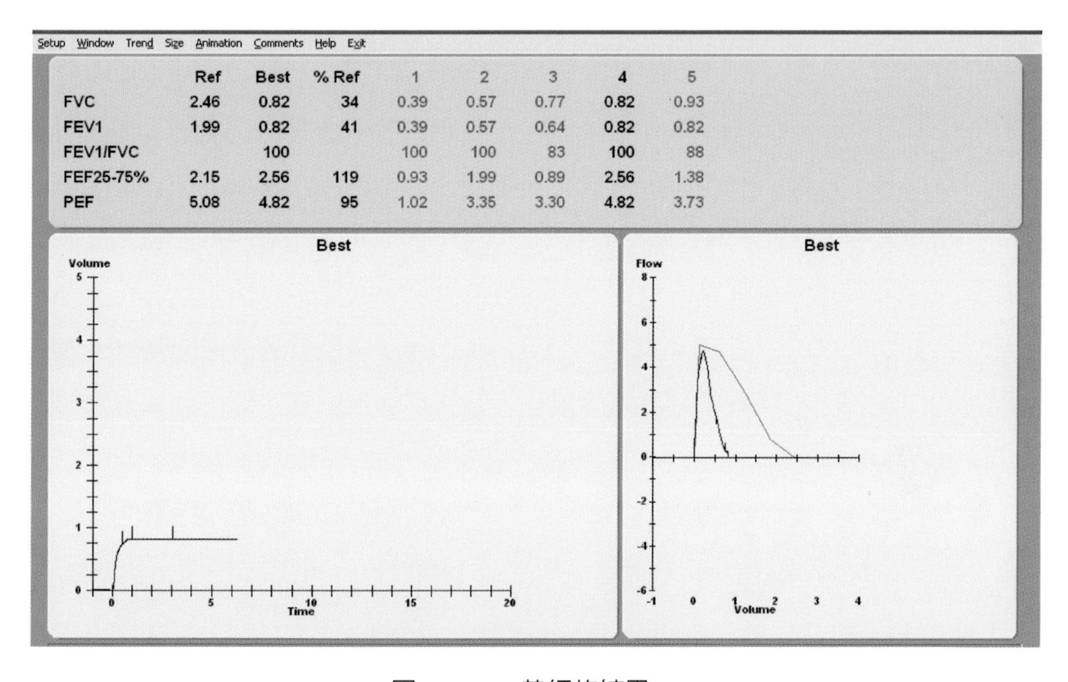

圖4.8　FVC執行的結果。

【問題】　一位男性68歲病患之FVC共執行五次，第四與第五次之間的FVC與FEV_1皆 < 150mL；此外，Ref爲各項之預測值。請問，該報告可以確定是侷限、阻塞或者混合？

【Replay】　乍看FVC/predicted < 80%可能是侷限型疾病，但此案例從FVC圖形（右圖）可以看到第四次吹氣雖有用力，且都很平順，然而，從Volume-time圖形（左圖）可以發現約第一秒後容積即無再增加，很可能只是用力哈個1秒後繼續含住吹嘴，並無續吹到6秒鐘，可能還有很多氣體量在呼吸道未呼出。即便第五次呼出量有稍多，但都未符FVC的吹氣標準，因此無法作爲評估的依據。

4.3 流速容積環（Flow volume loop, FVL）

從鼻腔、口腔、咽喉到氣管隆凸峭（main carina of the trachea）解剖結構爲上呼吸道，臨床上將此區域造成的阻塞疾病稱爲上呼吸道阻塞（upper airway obstruction, UAO），氣管從隆凸峭即分爲左右支氣管一直到肺泡，係爲下呼吸道。由於氣管往下到凸峭皆有C型軟骨環繞，以防止呼吸氣流通過造成的塌陷。但仍有疾病如甲狀腺肥大等問題，當用力吸氣或呼氣時因爲肺內壓（Ptr）、肋膜壓（Ppl）與大氣壓（Patm）的差異而有狹窄產生（critical narrowing, CN），此時，透過肺流量計即可觀察與判別。實務上，將氣道外部（鼻腔到氣管近頭端）疾病造成呼吸道因爲快速呼吸引發狹窄的部位稱爲胸腔外部變異（extrathoracic variable）疾病；氣道內部（氣管近頭端）到氣管隆凸峭則爲胸腔內部變異（intrathoracic variable）疾病。

FVL乃藉著用力吸氣與吹氣時，氣道內壓力（transmural pressure）產生流速變化來評估上呼吸道狹窄存在的位置，並同時將吸氣與吹氣的容積與流速在一平面上顯示。如圖4.9所示，吸氣時狀態可以在FVL的第四象限看到流速的變化，而吹氣時則可以從第一象限觀察到流速的變化。當狹窄處在胸腔外部，可以看到如圖4.10（上）所示，第四象限產生較爲平緩流速圖形，顯示吸氣受到阻礙；當阻塞位置在胸腔內部時，從第一象限可觀察到較爲平緩流速圖形，顯示吐氣受限（圖4.10下）。若第一與第四象限皆出現流速平緩狀態（圖4.11），則顯示呼吸道無彈力。

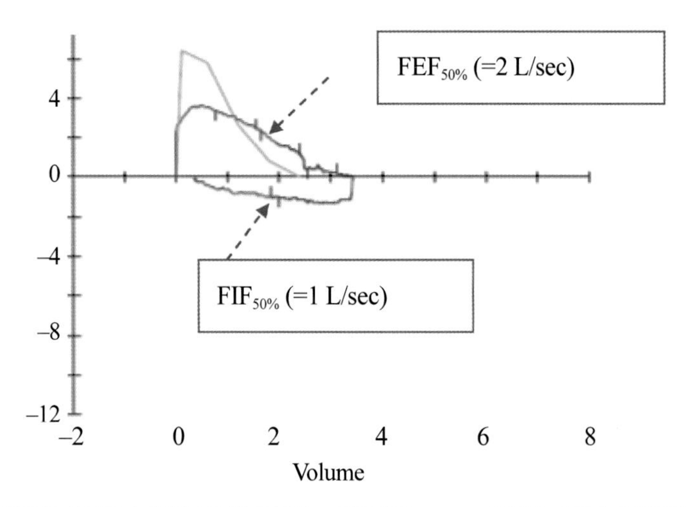

圖4.9 流量容積圖呈現吸氣與吐氣的結果，顯示出FVL；綠色圖形為預測值，藍色為實際值；上方（第一象限）與下方（第四象限）分別表示吐氣與吸氣。此case之$FEF_{50\%}$/$FIF_{50\%}$為2.0。

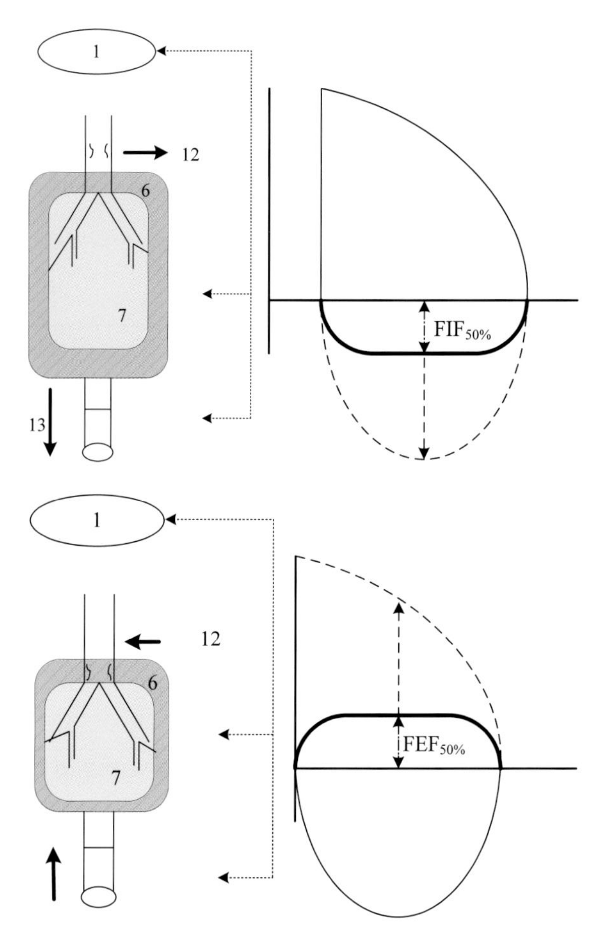

圖4.10 Extrathoracic（上）與intrathoracic（下）UAO。當CN點在extrathoracic，快速吸氣產生流速的障礙，反應在第四象限的$FIF_{50\%}$（右上圖）；當CN點在intrathoracic時，快速呼氣產生流速的障礙，反應在第一象限的$FEF_{50\%}$（右下圖）。虛線為正常預估值。

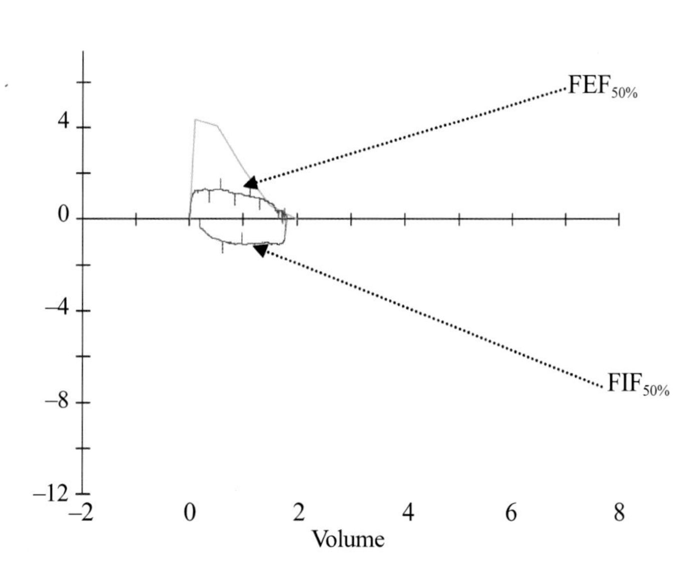

圖4.11 Fixed type UAO，$FEF_{50\%}$ / $FIF_{50\%}$約為1。綠色實線為呼氣預估圖形。

4.3.1 執行流速容積環之程序

執行單次FVL之技巧與FVC一樣，吸到最飽（肺總量準位）之後一口氣用力吹，直到完全無流速之後再快速的回吸，然後再考慮選擇的測試內容（表4.7）。

表4.7　執行FVL之檢核表

	量測端	病人端
檢查前	1. 是否已完成當日流量與流速之校正 2. 輸入基本資料核對的正確性 3. 是否準備好相關耗材（如過濾器）	1. 是否核對病患身分正確性 2. 是否針對不同類型病患給予合適的操作解說
檢查中	1. 每次是否有完整吹完氣體且至少大於6秒鐘，然後快速回吸 2. 是否至少完成3次可接受的測試 3. 最好的兩次之間的FVC、FEV_1之差是否小於150mL，PEF < 10% 4. 吸氣與吹氣的曲線是否封閉	1. 每次執行後，觀察病患身體是否不適 2. 每次執行後的優缺點，是否有及時給予說明 3. 若無法改善缺點，是否利用工具作矯正訓練 4. 若無封閉，需留意病患漏氣的問題（如鼻子漏風）
檢查後	1. 量測終點是否符合標準 2. 失敗報告是否註記（超過8次） 3. 是否完成耗材之清理與消毒	1. 病患身體是否不適 2. 是否告知初步報告呈現時間

4.3.2 FVL臨床數值報告與意義

從參考文獻資料之建議，利用50%呼氣容積與50%吸氣容積處之流速（分別爲$FEF_{50\%}$與$FIF_{50\%}$）之比值是一項評估是否爲UAO很敏感的方法[8, 9]。正常呼吸道結構之$FEF_{50\%}/FIF_{50\%}$爲1或略大於1；若爲2.2，表示胸腔外部UAO（如Thyroid tumors、Epiglottitis等）；若爲0.3表示胸腔內部UAO（如Tracheomalacia、Ttracheal tumors）；若爲0.9，且皆無尖峰，則表示爲fixed UAO（如subglottic stenosis、Large thyroid goiters等）。

4.3.3 FVL實際案例討論

【問題】　一成年男子執行FVL之結果如右圖，請問是否可以判讀爲胸腔外部UAO？

【Replay】　不行，因爲$FEF_{50\%}/FIF_{50\%}$約爲1.0，較無法合理推論此一結果。

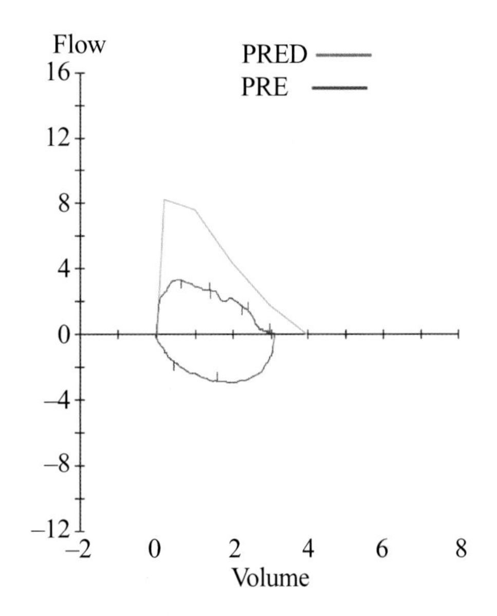

4.4 最大志願換氣量（Maximum voluntary ventilation, MVV）

MVV定義在1分鐘內，在快速且用力呼吸的狀態下所呼出的氣體量。大部分的人無法持續且穩定做這樣的動作1分鐘，因此，實務上大都以12秒或15秒作爲量測時間單位，然後再做1分鐘的估算。由於MVV受呼吸調控、呼道阻力及呼吸肌群的影響，因此，可以作爲運動的通氣量，以及阻塞性呼吸道疾病的評估[10]。

4.4.1 執行MVV程序

由於執行MVV會有12～15秒用力呼吸之震盪，因此，必須先檢視過濾器裝設是否牢固；當檢查開始，應有幾次的平靜呼吸（表4.8與圖4.12），待進入快速且用力呼吸時，即盡力持續動作到12 秒。執行兩次之間的變化量應小於10%。

表4.8　執行MVV查核表

	量測端	病人端
檢查前	1. 同FVC	同FVC
檢查中	1. 平靜呼吸之基準線是否穩定 2. 是否持續用力且盡速地完成12 秒呼吸	1. 每次執行後，觀察病患身體是否不適 2. 每次執行後的優缺點，是否有及時給予說明

	量測端	病人端
檢查後	1. 量測終點是否符合標準 2. 兩次之間的數值是否小於10% 3. 量測值是否 > 35 × FEV_1	1. 病患身體是否不適

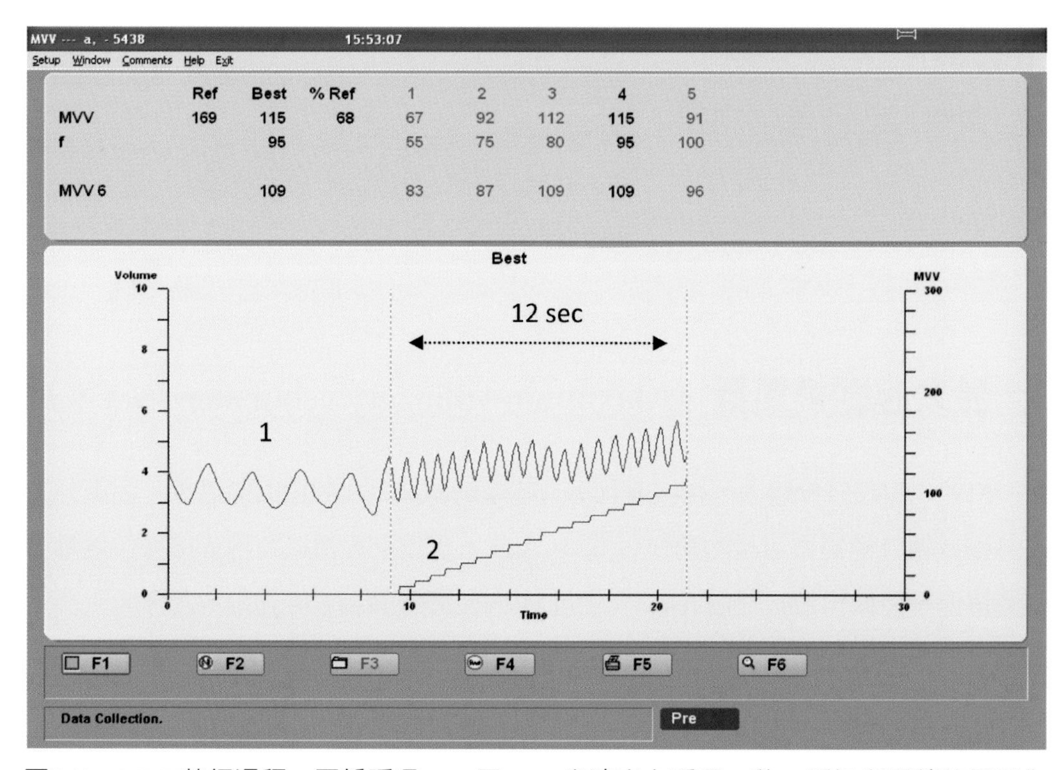

圖4.12　MVV執行過程。平靜呼吸3～5口(1)；盡速盡力呼吸12秒；呼氣所累積的量即為MVV(2)。

4.4.2 MVV臨床數值報告與意義

MVV < 50L/min通常有運動上的障礙；此外，由於執行此項檢查，需要病患的配合，因此，較低的MVV（FEV_1的35倍）也有可能是執行過程中，病患並沒有配合操作[10]。在Cavalheri 等人的研究報告中[11]，MVV可以作爲日常生活（activities of daily living , ADLs）的熱能（energy expenditure）消耗指標。

4.4.2 MVV實際案例討論

【問題】　圖4.13爲一名43歲男性之FVC報告，請問MVV是否可以接受？

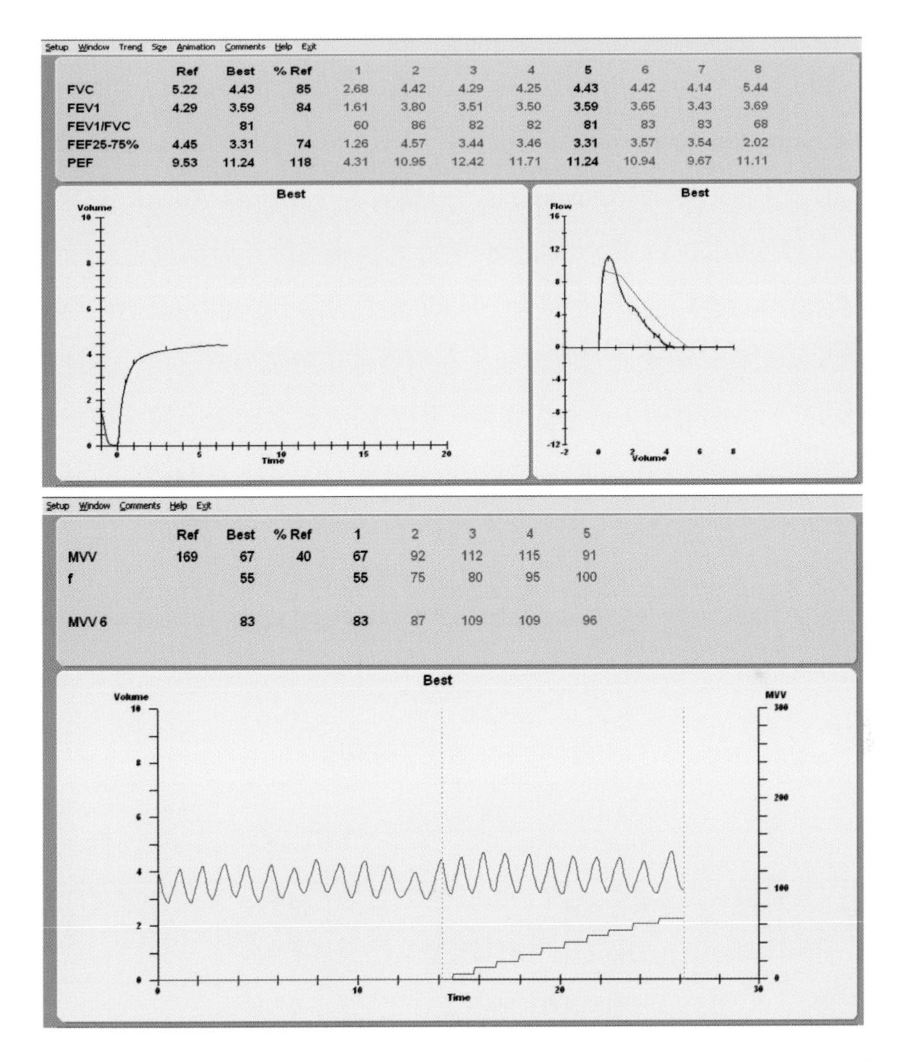

	Ref	Best	% Ref	1	2	3	4	5	6	7	8
FVC	5.22	4.43	85	2.68	4.42	4.29	4.25	4.43	4.42	4.14	5.44
FEV1	4.29	3.59	84	1.61	3.80	3.51	3.50	3.59	3.65	3.43	3.69
FEV1/FVC		81		60	86	82	82	81	83	83	68
FEF25-75%	4.45	3.31	74	1.26	4.57	3.44	3.46	3.31	3.57	3.54	2.02
PEF	9.53	11.24	118	4.31	10.95	12.42	11.71	11.24	10.94	9.67	11.11

	Ref	Best	% Ref	1	2	3	4	5
MVV	169	67	40	67	92	112	115	91
f		55		55	75	80	95	100
MVV 6		83		83	87	109	109	96

圖4.13　執行八次FVC之報告（上圖），其中最佳為第五次。MVV（下圖）為67（L/min）。

【Replay】　預估健康MVV之數值爲$FEV_1 \times 35 = 125.7$（L/min）；然而，該病患$FVE_{1\%}$爲81，並無阻塞情形。所得MVV卻僅約一半，且盡速用力呼吸的頻率與平靜呼吸約略相同，這可能是病患並無配合盡速，建議重做。

4.5 預測值

肺功能的預測值如同其他生化或血液等參考值一樣，從健康者的族群中建立一個生物參考區間（normal rference）與預測公式提供各實驗室或臨床診治使用。就本章節而言，FVC、FEV_1、PEF與$FEF_{25\text{-}75\%}$分別已有很多學者提出，如third National Health and Nutrition Examination Survey（NHANES III）與Knudson等人[2, 12]。NHANES III 提供8～80歲的Caucasians（白種人）、African-Americans與Mexican-Americans三種族群的FVC與FEV_1等預測值，亞洲族群套用則會造成高估[13]，因此，有研究建議以白種人的預測值×0.94或0.88作爲亞洲人的預測值較爲適合[14]；Knudson等人提出的是線性的預測模組，在男性依年齡區分爲三組，女性則區分爲四組（表4.9），由於未納入種族的條件，因此國人較常使用。最近幾年已有針對臺灣或中國等亞洲族群大規模研究的肺功能預測公式[15-17]，如Ma等人針對9～15歲的FEV_1預測能力，達到0.738（R^2）。茲將FVC、FEV_1、PEF與$FEF_{25\text{-}75\%}$之適用預測模組整理成如表4.9～表4.12所示，可提供讀者更多的選擇（A爲年紀，H爲身高-公分，H_{in}爲身高-公吋；W爲體重-公斤）。

表4.9 FVC(L) 預測模組

	Predicted formula	r	R^2	參考文獻
male				
6 ≦ age < 12	-3.3756+ 0.0409×H	0.815		2
12 ≦ age < 25	-6.8865+ 0.0590×H+ 0.0739×A	0.895		2
25 ≦ age < 85	-8.7818+ 0.0844×H-0.0298×A	0.846		2
9 ≦ age ≦ 15	22.588+0.022×H+0.013×W+0.099×A		0.703	15
3 ≦ age ≦ 6	-1.629+ 0.0251×H		0.477	16
20 ≦ age ≦ 90	0.148×H_{in}-0.025×A – 4.241	0.65		20
female				
6 ≦ age < 11	-3.7486+ 0.0430×H	0.753		2
11 ≦ age < 20	-4.4470+ 0.0416×H+ 0.0416×A	0.734		2
20 ≦ age < 70	-3.1947+0.0444×H- 0.0169×A	0.726		2
70 ≦ age < 88	-0.1889+ 0.0313×H- 0.0296×A	0.523		2

	Predicted formula	r	R^2	參考文獻
9 ≦ age ≦ 15	22.340+0.023×H+0.012×W+0.055×A		0.635	15
3 ≦ age ≦ 6	-1.661+ 0.0250×H		0.614	16
20 ≦ age ≦ 90	0.115×H_{in}- 0.024×A – 2.852	0.71		20

表4.10　FEV_1(L)預測模組

	Predicted formula	r	R^2	參考文獻
male				
6 ≦ age < 12	-2.8142+ 0.0348×H	0.837		2
12 ≦ age < 25	-6.1181+ 0.0519×H+ 0.0636×A	0.880		2
25 ≦ age < 85	-6.5147+ 0.0665×H- 0.0292×A	0.861		2
9 ≦ age ≦ 15	22.630+0.021×H+0.011×W+0.108×A		0.738	15
3 ≦ age ≦ 15	-1.372+ 0.0221×H		0.448	16
20 ≦ age ≦ 90	0.092×H_{in}– 0.032×A + 1.260	0.73		20
female				
6 ≦ age < 11	-2.7578+ 0.0336×H	0.778		2
11 ≦ age < 20	-3.7622+ 0.0351×H+0.0694×A	0.741		2
20 ≦ age < 70	-1.8210+ 0.0332×H-0.0190×A	0.756		2
70 ≦ age < 88	2.6539+ 0.0143×H-0.0397×A	0.523		2
9 ≦ age ≦ 15	22.250+0.021×H+0.009×W+0.064×A		0.629	15
3 ≦ age ≦ 15	-1.381+ 0.0219×H		0.578	16
20 ≦ age ≦ 90	0.089×H_{in} -0.025×A -1.932	0.73		20

表4.11　$FEF_{25-75\%}$（L/Sec）預測模組

	Predicted formula	r	R^2	參考文獻
male				
6 ≦ age < 12	-2.3197+ 0.0338×H	0.545		2
12 ≦ age < 25	-6.1990+ 0.0539×H+ 0.0749×A	0.668		2
25 ≦ age < 85	-4.5175+ 0.0579×H- 0.0363×A	0.659		2
9 ≦ age ≦ 15	23.185+0.022×H+0.012×W+0.212×A		0.577	15
3 ≦ age ≦ 15	-0.843+0.0232×H		0.156	16

	Predicted formula	r	R^2	參考文獻
20 ≦ age ≦ 90	0.047×Hin– 0.045×A + 2.513	0.53		20
female				
6 ≦ age < 11	-0.8819+ 0.0220×H	0.316		2
11 ≦ age < 20	-2.8007+ 0.0279×H+ 0.1275×A	0.530		2
20 ≦ age < 70	-0.4057+ 0.3000×H+ 0.0309×A	0.597		2
70 ≦ age < 88	6.3706- 0.0615×A	0.359		2
9 ≦ age ≦ 15	22.300+0.023×H+0.014×W+0.108×A		0.441	15
3 ≦ age ≦ 15	-0.674+ 0.0218×H		0.163	16
20 ≦ age ≦ 90	$0.047H_{in} – 0.030 A + 0.551$	0.56		20

表4.12 PEF（L/sec）預測模組

	Predicted formula	r	R^2	參考文獻
male				
8 ≦ age < 25	-8.060+ 0.078×H + 0.166×A			17
25 ≦ age < 90	- 5.993+ 0.094×H - 0.035×A			17
9 ≦ age ≦ 15	23.638+0.028×H+0.017×W+0.277×A		0.570	15
3 ≦ age ≦ 15	-166.844+ 2.968×H		0.304	16
female				
8 ≦ age ＜ 20	- 3.916+ 0.049×H + 0.157×A			17
20 ≦ age ＜ 90	- 0.735+ 0.049×H - 0.025×A			17
9 ≦ age ≦ 15	22.307+0.029×H+0.018×W+0.101×A		0.378	15
3 ≦ age ≦ 15	-150.595+ 2.778×H		0.338	16

4.6 重點複習

1. 執行FVC、FVL與MVV皆需留意好的開始以及偵測終點。
2. 每次的FVC需吹到沒有流速，成年人至少需達6秒。每次過程需要平順，至少1秒內不能有咳嗽；並從三次完成的測試中，找到最好的兩筆之間的FVC與FEV_1

< 150mL。

3. FEF_{50}與FIF_{50}之比值，可作爲上呼吸道阻塞之指標。
4. 正常之MVV約爲FEV_1的35到40倍，可以作爲病患配合的參考。
5. 若病患爲駝背，以身高作爲預測值將會失眞；針對此狀況，可將手臂水平展開量其臂長，並透過適合的預測模組作換算。

〔學習導引〕

若病患爲駝背，以身高作爲預測值將會失眞；針對此狀況，可以手臂長作爲換算身高的因子。但研究指出，手臂與身高的預估，會因種族與性別而不同，因此，引用時候必須能確認適合的條件以及模型預估的能力，以避免駝背者預估值得誤差過大。

參考文獻

1. Miller MR, Hankinson J, Brusasco V, Burgos F, Casaburi R, Coates A, Crapo R,Enright P, van der Grinten CP, Gustafsson P, Jensen R, Johnson DC, MacIntyreN,McKay R, Navajas D, Pedersen OF, Pellegrino R, Viegi G, Wanger J; ATS/ERS TaskForce. Standardisation of spirometry. EurRespir J. 2005;26(2): 319-38.
2. Knudson RJ, Lebowitz MD, Holberg CJ, Burrows B. Changes in the normal maximal expiratory flow-volume curve with growth and aging. Am Rev Respir Dis. 1983;127(6): 725-34.
3. Wang S, Gong W, Tian Y, Zhou J. FEV1/FEV6 in Primary Care Is a Reliable and Easy Method for the Diagnosis of COPD. Respir Care. 2016;61(3): 349-53.
4. Naeije R. Pulmonary vascular resistance: a meaningless variable. In: Hedenstierna G, Brochard L, Mancebo J, Pinsky MR, ed. Applied Physiology in Intensive Care Medicine. Berlin: Springer Verlag; 2009: 65-68.
5. Global Initiative for Asthma. 2017 Pocket guide for asthma management and

prevention. GINA, 2017. Available at: ginasthma.org/2017-pocket-guide-for-asthma-management-and-prevention/

6. Global Strategy for the Diagnosis, Management and Prevention of COPD, Global Initiative for Chronic Obstructive Lung Disease (GOLD) 2017. Available from: https://goldcopd.org.
7. Ciprandi G, Capasso M, Tosca M, Salpietro C, Salpietro A, Marseglia G, La Rosa M. A forced expiratory flow at 25-75% value <65% of predicted should be considered abnormal: a real-world, cross-sectional study. Allergy Asthma Proc. 2012 Jan-Feb; 33(1):e5-8.
8. SamarehFekri M, ArabiMianroodi A, Shakeri H, Khanjani N. Effects of Tonsilsize on Pulmonary Function test Results after Tonsillectomy in Children. Iran JOtorhinolaryngol. 2016;28(84): 61-6.
9. Hira HS, Singh H. Assessment of upper airway obstruction by pulmonary functiontesting. J Assoc Physicians India. 1994;42(7): 531-4.
10. Stein R, Selvadurai H, Coates A, Wilkes DL, Schneiderman-Walker J, Corey M.Determination of maximal voluntary ventilation in children with cystic fibrosis. PediatrPulmonol. 2003;35(6): 467-71.
11. Cavalheri V, Hill K, Donaria L, Camillo CA, Pitta F. Maximum voluntaryventilation is more strongly associated with energy expenditure during simpleactivities of daily living than measures of airflow obstruction or respiratorymuscle strength in patients with COPD. ChronRespir Dis. 2012;9(4): 239-40.
12. Hankinson JL, Odencrantz JR, Fedan KB. Spirometric reference values from asample of the general U.S. population. Am J RespirCrit Care Med. 1999Jan;159(1): 179-87.
13. Nami Kim et al, The effect of applyingethnicity-specific spirometricreference equations to Asian migrant workers inKorea.nnals of Occupational and Environmental Medicine 201527: 14
14. Hankinson JL, Kawut SM, Shahar E, Smith LJ, Stukovsky KH, Barr RG. Performanceof American Thoracic Society-recommended spirometry reference values

in amultiethnic sample of adults: the multi-ethnic study of atherosclerosis (MESA) lung study. Chest. 2010;137(1): 138-145.

15.Ma YN et al., Predictive equations using regression analysis of pulmonary functionfor healthy children in Northeast China. PLoS One. 2013;8(5): e63875.

16.JengMJet. al, Spirometric pulmonary function parameters of healthy Chinese children aged 3-6years in Taiwan. PediatrPulmonol. 2009;44(7): 676-682.

17.Ronald J. Knudson,Ronald C. Slatin,Michael D. Lebowitz, andBenjamin Burrows. The Maximal Expiratory Flow-Volume CurveNormal Standards, Variability, and Effects of Age.Am. Rev. Respir.1976; 113(5).

18.Reeves SL, Varakamin C, Henry CJ. The relationship between arm-spanmeasurement and height with special reference to gender and ethnicity. Eur J ClinNutr. 1996;50(6): 398-400.

19.Quanjer PH, Capderou A, Mazicioglu MM, Aggarwal AN, Banik SD, Popovic S, TayieFA, Golshan M, Ip MS, Zelter M. All-age relationship between arm span and height in different ethnic groups. EurRespir J. 2014;44(4): 905-12.

20.Morris JF, Koski A, Johnson LC. Spirometric standards for healthy nonsmokingadults. Am Rev Respir Dis. 1971;103(1): 57-67.

第五章　特殊呼吸道反應檢查

吳明峰

本章節是建立在第四章的基礎上，再採取藥物的介入，以評估用藥前、後的差異。如此，可進一步作爲呼吸道疾病的診斷、嚴重度評估以及用藥的成效追蹤。同時，也可作爲某些疾病的鑑別。

特殊呼吸道反應檢查包含支氣管激發試驗（Methacholine challenge test, MCT）以及呼吸道可逆性測試（reversibility test）；這兩項測試皆是利用藥物的介入，再以肺流量計評估吸藥前、後的變化。針對COPD或氣喘等疾病，是相當重要的診斷依據（請參考第二章）。

5.1 呼吸道可逆性測試

此測試必須以吸入型支氣管擴張劑作爲介入的因子，故常以支氣管擴張試驗（bronchodilator test, BT）作爲檢查的項目名詞。此項檢查是COPD診斷、嚴重度之分類，以及氣喘的評估參考[1]-[3]。在目前的診斷標準上，以吸藥前與吸藥後之FVC及FEV_1作爲比較，因此，任何會影響FVC及FEV_1的因素，都可能會影響想檢查的結果，在執行檢查的程序上，必須很小心。

5.1.1 執行支氣管擴張試驗程序

除了儀器的校正外，必須輸入身高體重與性別等基本資料以建立預測值；然後對於受測者先給予檢查的說明，並準備好過濾吹嘴，即可指導其開始進行檢查。

1. 執行前注意事項

執行前需確認病患之支氣管擴張劑是否已達一定停藥時間，短效型6小時；長效型12小時；持續釋放之茶鹼24小時[2]-[4]。

2. 吸藥前測試

如同本書第四章4.2.1 FVC之執行程序，選擇最佳的測試結果之後，確認FEV_1/FVC < 70%或$FEF_{25\text{-}75\%}$ < 65%作爲繼續實行之條件。然後將吸入型支氣管擴張劑（如400 μg salbutamol）與輔吸器結合後，請病患將胸腔的氣輕輕吹盡（至RV位置），然後按壓出藥鈕讓病患深深吸藥至最飽（到TLC的位置）並憋氣10秒鐘；休息至少30秒後，再重複上述方式給予第二口藥之後，休息15～20分鐘。

3. 吸藥後測試

15～20分鐘後，受測者將評估吸藥後的情形。如同本書第四章4.2.1 FVC之執行程序，選擇最佳的測試結果之後，獲得FVC、FEV_1的數值，此時，即可比較吸藥前後的FVC、FEV_1，並計算是否為陽性反應及輸出報告。

5.1.2 BT臨床數值判讀

BT陽性反應在成年人定義為吸藥前、後之FVC容積差異大於200mL以上，且進步幅度達12%以上，或者吸藥前後之FEV_1容積差異大於200mL以上，且進步幅度達12%以上[1]-[2]；在小孩則定義為大於12%的預測值。

可逆性之幅度公式如下：

$$\%\ \text{FVC Reversibility} = \left(\frac{\text{Post FVC} - \text{Pre FVC}}{\text{Pre FVC}}\right) \times 100\% \qquad (5.1)$$

$$\%\ \text{FEV1 Reversibility} = \left(\frac{\text{Post FEV1} - \text{Pre FEV1}}{\text{Pre FEV1}}\right) \times 100\% \qquad (5.2)$$

其中，Post FVC與Pre FVC分別為吸藥後與吸藥前之用力肺活量；Post FEV_1與Pre FEV_1分別為吸藥後與吸藥前之用力呼氣一秒量。

如圖5.1所示，吸藥前後之FVC與FEV_1分別為4.33L、4.42L及2.49L與2.84L。若以FVC作為參考依據，進步之實際值為0.09L；再根據公式（5.1）之進步幅度為(4.42 – 4.33)/4.33 × 100% = 2%，實際值與進步幅度皆未達標準閾值，BT為陰性反應。

若以FEV_1作為參考依據，進步之實際值為0.35L；再根據公式（5.2）之進步幅度為(2.84 – 2.49)/2.49 × 100% = 14%，實際值與進步幅度皆達標準閾值，BT為陽性反應。

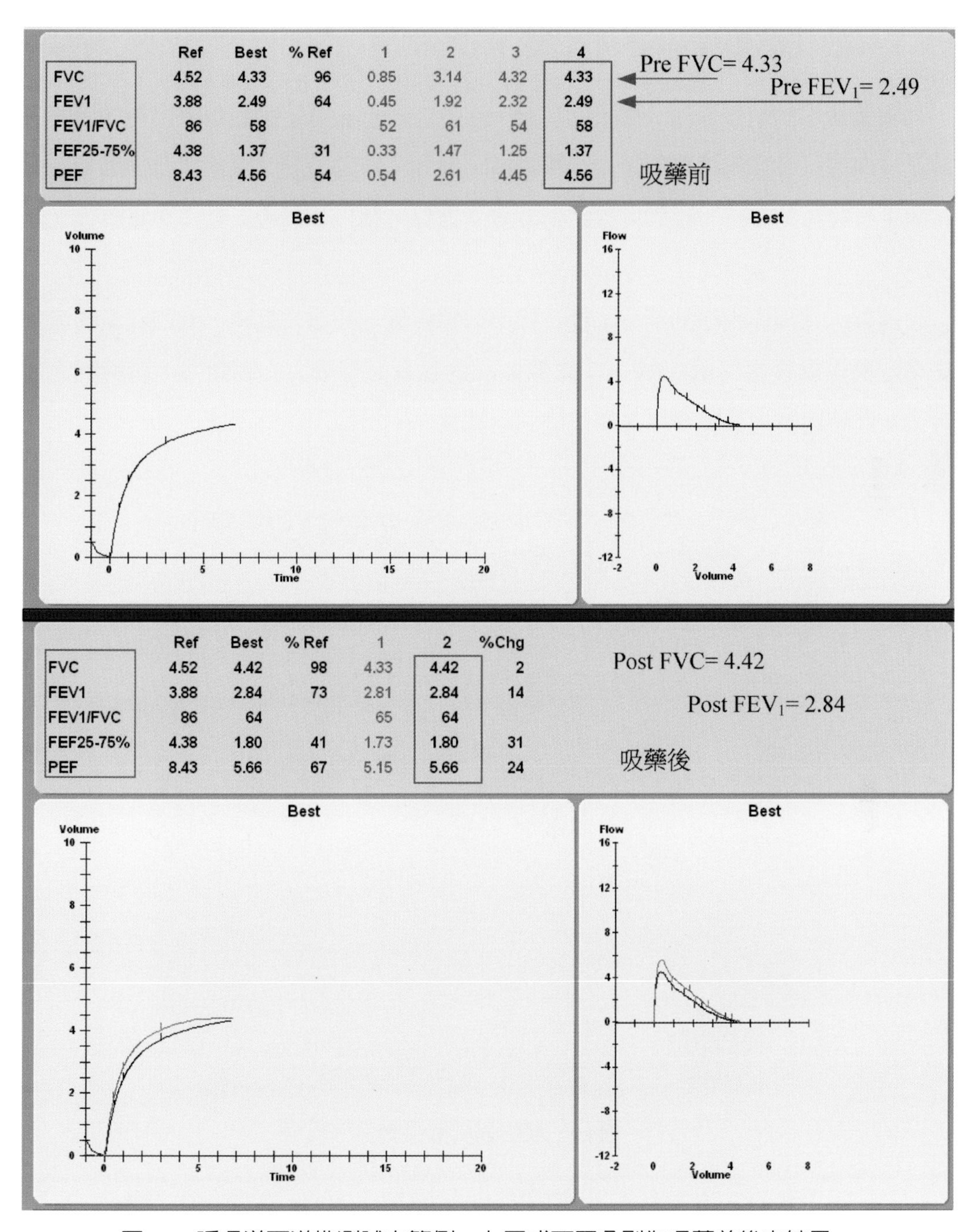

	Ref	Best	% Ref	1	2	3	4
FVC	4.52	4.33	96	0.85	3.14	4.32	4.33
FEV1	3.88	2.49	64	0.45	1.92	2.32	2.49
FEV1/FVC	86	58		52	61	54	58
FEF25-75%	4.38	1.37	31	0.33	1.47	1.25	1.37
PEF	8.43	4.56	54	0.54	2.61	4.45	4.56

	Ref	Best	% Ref	1	2	%Chg
FVC	4.52	4.42	98	4.33	4.42	2
FEV1	3.88	2.84	73	2.81	2.84	14
FEV1/FVC	86	64		65	64	
FEF25-75%	4.38	1.80	41	1.73	1.80	31
PEF	8.43	5.66	67	5.15	5.66	24

圖5.1　呼吸道可逆性測試之範例；上圖或下圖分別為吸藥前後之結果。

5.1.3 其他注意事項

吸藥使用的輔吸器爲一擴張之容器，目的在降低支氣管擴張劑噴出後之流速，讓測試病患可以完整將藥劑吸入至呼吸道；此外，特殊設計之輔吸器有浮動響板，當病患有吸氣動作時，我們可以聽到輕微碰撞聲，藉以了解吸入動作之正確性（圖5.2）。

此外，在操作程序的部分，提及吸藥前需將餘氣吐盡，此時，胸腔內氣體容積之準位應僅剩殘餘容積（RV），以讓測試病患有完整吸入的驅動力，將藥物完整吸入（此時胸腔內氣體容積之準位達到肺總量）。

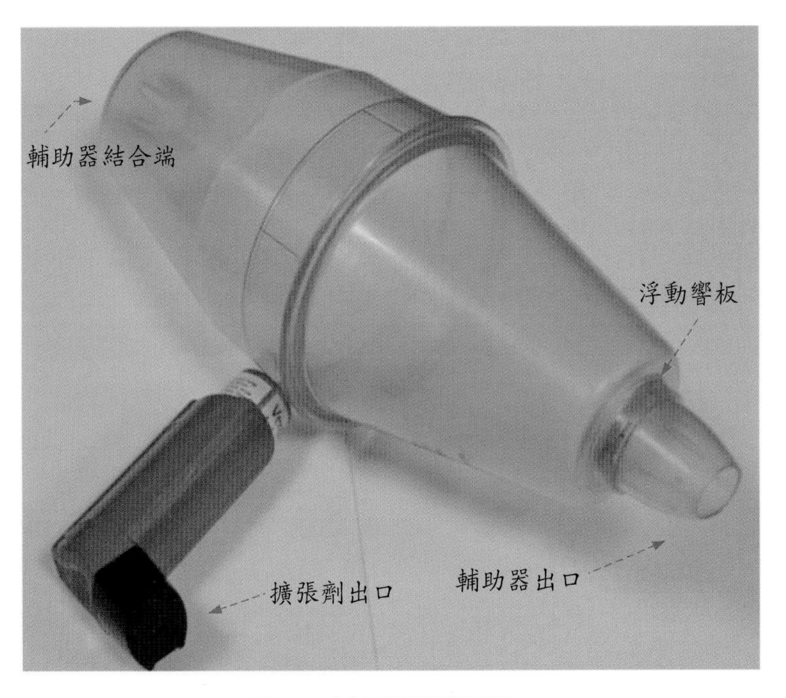

圖5.2　輔吸器與擴張劑。

5.2 支氣管激發試驗（Methacholine challenge text, MCT）

MCT一般又稱爲Standard provocation test（SPT），是評估呼吸道敏感度的方法，可作爲診斷氣喘之參考[5]-[6]。此方法乃藉由噴出固定Methacholine劑量以及次數，激發受試者支氣管反應，以評估呼吸道之敏感度。圖5.3爲定量噴霧計（dosimeter），透過中央氣體或內建幫浦，當受測者吸氣時，經由感測器的反應，驅動定量噴霧計，打出25.6±1.40PSI或1.8±0.1bar的壓力，驅動量杯（nebulizer）內之Methacholine藥劑（圖5.4），使其霧化後讓受試者吸入；然而，受測者吸藥觸發的噴出時間與量杯供出的藥劑量會有關，若分別設定時間爲0.5秒或1秒，在同樣壓力下，量杯供出的劑量分別爲4.5 mg與9.0 mg [7]。

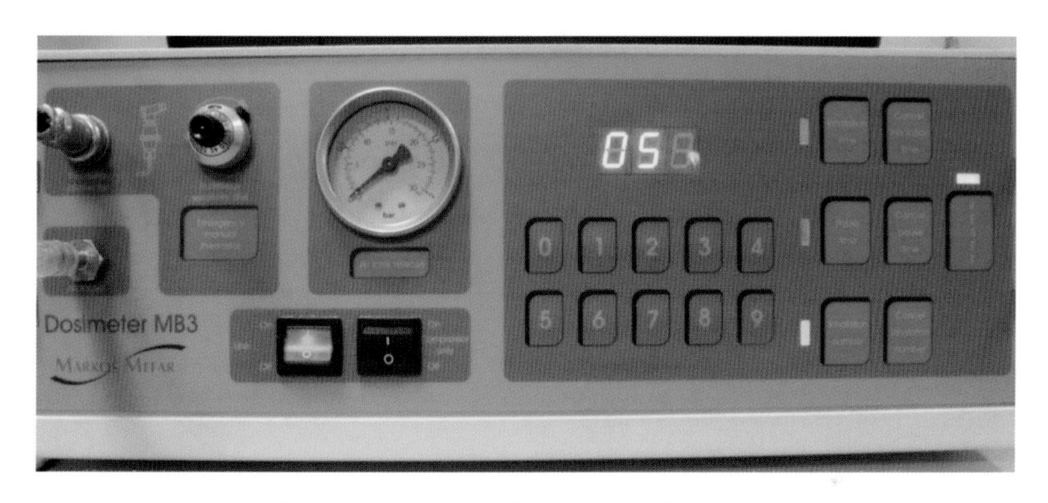

圖5.3　定量噴霧計應設定參數包含噴出時間、憋氣時間與供藥次數。

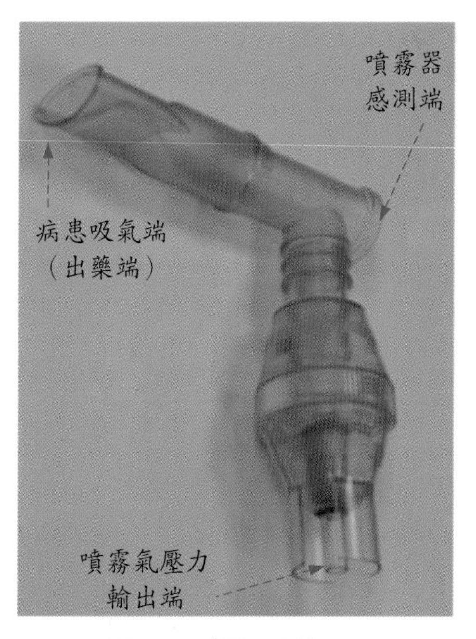

圖5.4　噴霧器量杯。

5.2.1 執行SPT之程序

1. 執行前注意事項

此項測試乃是經由吸入方式將藥物送至呼吸道，對於呼吸道敏感之測試者將造成胸腔悶感或者呼吸變喘等不適感覺，謹愼起見建議塡同意書說明此項測試的意義及可能產生的不適與處置方式。除此之外，ATS建議嚴重呼吸道阻塞（FEV_1< 50%預測值或1.5L）、最近三個月內中風或心臟病突發、縮收壓或舒張壓分別大於200mmHg與100mmHg、主動脈瘤與眼科手術後之患者都禁止執行此項測試[5]。

2. 基礎值評估

爲衡量受試者之呼吸道狀況是否有能力接受Methacholine的激發，必須先評估FVC狀態。同4.2.1 FVC檢查之執行程序，選擇最佳的測試結果之後確認FEV_1/FVC≧70%，以作爲繼續執行之條件。

接著向病患解釋執行此檢查項目之意義、作法與風險評估，簽署同意書後即可以進行。

3. 吸藥前測

如表5.1所示，確認吸藥之模式後，先以濃度爲0.0 mg/mL之Methacholine（即爲生理食鹽水）讓病患吸入，完成後休息30～90秒之間進行FVC的測試，並觀察FEV_1/FVC，若≧70%之預測值，則繼續進行最低濃度的吸入；若 < 70%之預測值，則此項檢查結束。

4. 吸藥後測與終止

當吸藥前測之FEV_1/FVC > 70%之預測值，則進行最低濃度的吸入，並於完成後30～90秒之間評估FEV_1，倘若下降幅度超過吸藥前測20%，則測試終止，並給予支氣管擴張劑以緩解其不適；若下降幅度未達20%，則繼續評估次高濃度劑量吸入後之FEV_1，直到達最高濃度（16 mg/mL）爲止；最高濃度劑量吸入後之FEV_1下降幅度未達20%，但若已多於10%，仍給予支氣管擴張劑以緩解呼吸道收縮狀態。

需留意在吸藥後測試FEV_1時，盡量不要超過3～4次，並於3分鐘內完成；而採用兩分鐘平靜呼吸法若吸入最低劑量後之FEV_1下降未達5%，則次高濃度可以由1 mg/mL開始[5]。

表5.1　Methacholine吸入模式與測試濃度

	兩分鐘平靜呼吸法 （Two-minute tidal breathing dosing）	**五口吸入法** （Five-breath dosimeter）
測試濃度（mg/dL）	0.031（最低）、0.0625、0.125、0.25、0.5、1、2、4、8、16（最高）	0.0625（最低）、0.25、1、4、16（最高）
作法	病患帶著面罩，從噴霧器出口中平靜呼吸兩分鐘後（最低濃度），休息30～90秒	病患從噴霧器量杯出口中緩慢吸氣憋住5秒，吐掉後再吸第二口，共吸五口
觀察值	評估FEV_1是否低於基礎值FEV_1之20%	評估FEV_1是否低於基礎值FEV_1之20%
終點	若FEV_1下降超過20%則測試中止；若未達20%之幅度，則繼續評估次高濃度劑量吸入後之FEV_1，直到達最高濃度（16 mg/mL）	若FEV_1下降超過20%則測試中止；若未達20%之幅度，則繼續評估次高濃度劑量吸入後之FEV_1，直到達最高濃度（16 mg/mL）
備註	1. 在吸藥後測試FEV_1時，盡量不要超過3～4次，並於3分鐘內完成[9] 2. 若吸入最低劑量後之FEV_1下降未達5%，則次高濃度可以由1mg/mL開始	1. 在吸藥後測試FEV_1時，盡量不要超過3～4次，並於3分鐘內完成[5]

5. 反應濃度計算

SPT主要目的在評估呼吸道的反應敏感度，並以造成下降20%的FEV_1之Methacholine濃度（post concentration 20%, PC_{20}）作爲衡量標準。但因吸藥模式皆爲固定濃度，吸入某濃度之劑量後的FEV_1有可能超過20%，此時，即需以內插法換算下降20%的Methacholine濃度[5], [8]。

$$PC_{20} = \text{Antilog } X \tag{5.3}$$

$$X = \left[\text{loc } C1 + \frac{(\log C2 - \log C1)(20 - R1)}{R2 - R1}\right] \tag{5.4}$$

其中

C1 = 造成FEV_1下降等於或超過methacholine之前一次濃度

C2 = 造成FEV_1下降等於或超過methacholine之濃度

R1 = 完成C1後FEV_1下降之幅度

R2 = 完成C2後FEV_1下降之幅度

6. 結果判斷

SPT最終結果是以PC_{20}來區分，當$PC_{20} > 16$ mg/dL，則此項測試結果爲正常（陰性反應）；PC_{20}在4.0～16 mg/dL間，則爲正常邊緣；PC_{20}分別在1.0～4.0 mg/dL與 < 1.0 mg/dL，結果分別爲輕微與中度到重度（表5.2）。

表5.2　SPT測試之結果

PC_{20} (mg/mL)	PC_{20}表示	結果之判讀（呼吸道反應敏感度）
> 16.0	> 16.0	正常
4.0～16.0	實際值	正常邊緣（borderline）
1.0～4.0	實際值	輕微（mild）
< 1.0	實際值	中度到重度（moderate to severe）

7. Methacholine濃度配置

以1280 mg/bot的Methacholine爲例，泡製40次病人用量（每次1c.c.）的稀釋方法：

(1)將9個瓶子放置後，標誌瓶身爲A-I。

(2)將A瓶裝入80mL normal saline（0.9% sodium chloride）。

(3)其餘8個瓶子裝入40mL normal saline（0.9% sodium chloride）後，依照圖5.5進行泡製。

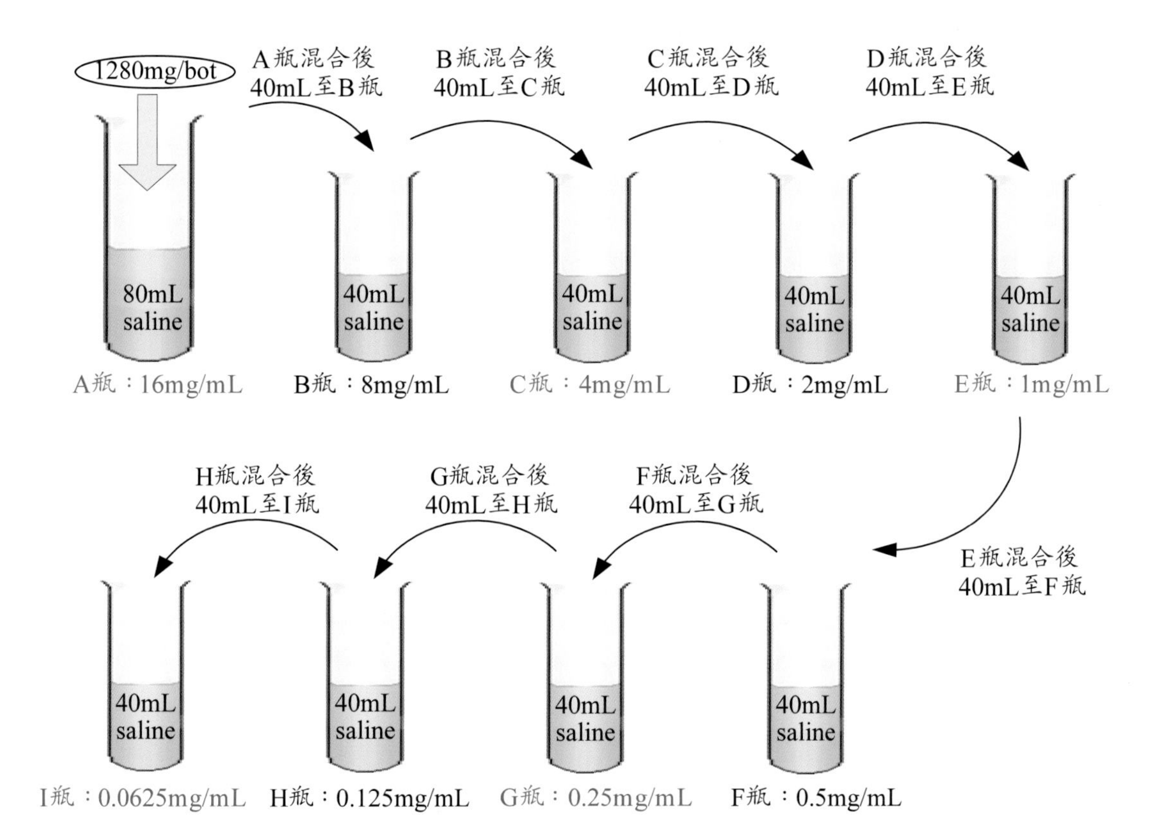

圖5.5　1280 mg/bot的Methacholine稀釋方法，其中紅色字之濃度為Five-breath dosimeter吸藥模式所使用。

5.3 重點複習

1. BT陽性反應之定義爲吸藥後之FVC大於吸藥前FVC的200 mL，並且達12%以上之幅度或者吸藥後之FEV_1大於吸藥前FEV_1的200 mL，且達12%以上幅度。
2. 執行前需確認病患之支氣管擴張劑是否已達一定停藥時間，短效型6小時；長效型12小時；持續釋放之茶鹼24小時。
3. 嚴重呼吸道阻塞（FEV_1 < 50%預測值或1L）、最近三個月內中風或心臟病突發、縮收壓或舒張壓分別大於200mmHg與100mmHg、主動脈瘤或眼科手術之患者，建議勿執行SPT。

4. SPT停止條件爲FEV_1下降幅度超過20%，或者直到吸入測試藥物之濃度已達到16 mg/mL。

5.4 案例討論

【問題】

1. 當BT呈陽性反應時，哪些肺量容積反而會下降？
2. 一項BT之前測肺功能結果如圖5.6所示，吸藥後之後測結果如圖5.7與5.8之數值；請問圖5.7與5.8之結果，是否可判別結果？其結果是陽性或陰性？

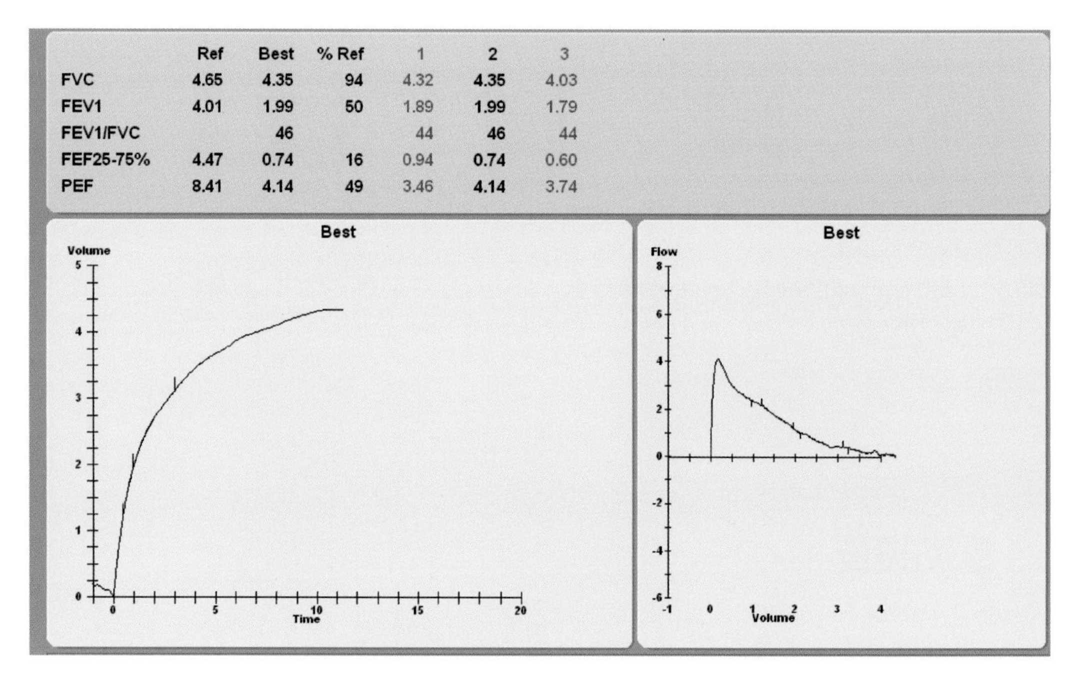

	Ref	Best	% Ref	1	2	3
FVC	4.65	4.35	94	4.32	4.35	4.03
FEV1	4.01	1.99	50	1.89	1.99	1.79
FEV1/FVC		46		44	46	44
FEF25-75%	4.47	0.74	16	0.94	0.74	0.60
PEF	8.41	4.14	49	3.46	4.14	3.74

圖5.6　BT前測肺功能之最佳值為第二次，FVC與FEV_1分別為4.35L與1.99L。

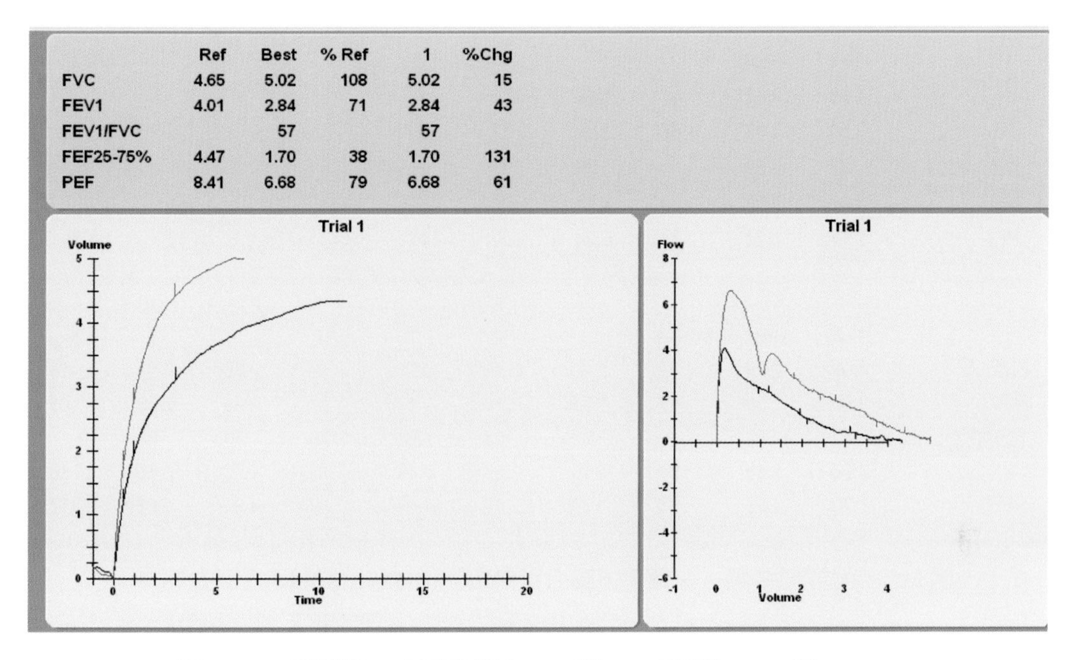

	Ref	Best	% Ref	1	%Chg
FVC	4.65	5.02	108	5.02	15
FEV1	4.01	2.84	71	2.84	43
FEV1/FVC		57		57	
FEF25-75%	4.47	1.70	38	1.70	131
PEF	8.41	6.68	79	6.68	61

圖5.7　BT後測第一次肺功能之FVC與FEV_1分別為5.02L與2.84L。

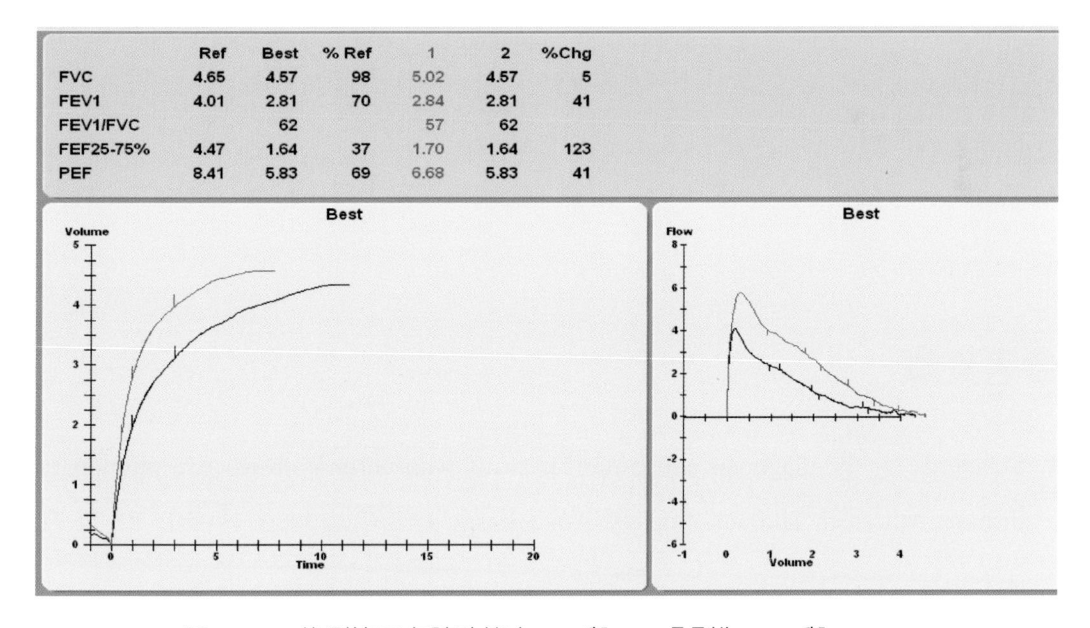

	Ref	Best	% Ref	1	2	%Chg
FVC	4.65	4.57	98	5.02	4.57	5
FEV1	4.01	2.81	70	2.84	2.81	41
FEV1/FVC		62		57	62	
FEF25-75%	4.47	1.64	37	1.70	1.64	123
PEF	8.41	5.83	69	6.68	5.83	41

圖5.8　BT後測第二次肺功能之FVC與FEV_1分別為4.57L與2.81L。

3. 一項SPT測試之結果如圖5.9所示；若吸入濃度分別爲0.0625 mg/dL與0.25 mg/dL之Methacholine後，分別讓FEV_1下降3%與26%，請問PC_{20}爲何？

	Ref	Best	% Ref	1	2	3	4	5	6	%Chg
FVC	4.08	3.49	85	3.49	0.19	0.28	2.12	2.70	2.94	2
FEV_1	3.50	3.09	88	3.09	0.18	0.27	1.61	2.08	2.35	-3
FEV_1/FVC	87	89		89	98	96	76	77	80	
$FEF_{25-75\%}$	3.96	3.55	90	3.55	0.45	0.49	1.33	1.73	2.15	-14
PEF	7.73	6.24	81	6.24	2.27	1.98	3.48	4.62	4.97	-20

	Ref	Best	% Ref	1	2	3	4	5	6	%Chg
FVC	4.08	2.94	72	3.49	0.19	0.28	2.12	2.70	2.94	-14
FEV_1	3.50	2.35	67	3.09	0.18	0.27	1.61	2.08	2.35	-26
FEV_1/FVC	87	80		89	98	96	76	77	80	
$FEF_{25-75\%}$	3.96	2.15	54	3.55	0.45	0.49	1.33	1.73	2.15	-48
PEF	7.73	4.97	64	6.24	2.27	1.98	3.48	4.62	4.97	-37

圖5.9 SPT測試結果。上圖與下圖分別為吸入0.0625 mg/dL與0.25 mg/dL。

【Replay】

1. 殘餘容積。
2. 由於後測僅有一次成功（第一次呼氣時，在一秒內可能有咳嗽），未符合執行程序，因此無法判定反應結果。
3. 讀者可參考公式（5.3）與（5.4），帶入數值後即可求得。

參考文獻

1. Standards for the diagnosis and care of patients with chronic obstructive pulmonary disease. American Thoracic Society. Am J Respir Crit Care Med. 1995;152(5 Pt 2): S77-121.
2. Calverley PM, Burge PS, Spencer S, Anderson JA, Jones PW. Bronchodilator reversibility testing in chronic obstructive pulmonary disease. Thorax. 2003;58(8): 659-564.
3. Calverley PM, Albert P, Walker PP. Bronchodilator reversibility in chronic obstructive pulmonary disease: use and limitations. Lancet Respir Med. 2013;1(7): 564-573.

4. Kerstjens HA, Overbeek SE, Schouten JP, *et al.* Airways hyperresponsiveness, bronchodilator response, allergy and smoking predict improvement in FEV_1during long-term inhaled corticosteroid treatment. Dutch CNSLD Study Group.Eur Respir J. 1993;6: 868-576.
5. Popa V. ATS guidelines for methacholine and exercise challenge testing. Am J Respir Crit Care Med. 2001;163(1): 292-293.
6. Zaczeniuk M, Woicka-Kolejwa K, Stelmach W, Podlecka D, Jerzyńska J, Stelmach I. Methacholine challenge testing is superior to the exercise challenge for detecting asthma in children. Ann Allergy Asthma Immunol. 2015;115(6): 481-484.
7. Davis BE, Blais cm, Cockcroft DW, methacholine challenge testing: comparative pharmacology. Journal of Asthma and Allergy. 2018; 11: 88-99.
8. Ye Q, Liao A, D’Urzo A. FEV(1) reversibility for asthma diagnosis: a critical evaluation. Expert Rev Respir Med. 2018;12(4): 265-267.

第六章 氣體交換檢查

吳明峰

氣體交換是呼吸作用很重要的一環，當交換不好，無論呼吸道多健康，對於細胞的供氧影響甚鉅。由於目前廣用的方法，有相當多的過程與計算，稍有不慎，即造成結果的偏頗。本章除就這些過程一一介紹之外，也對原理作推論的解釋。如此，將有助於執行檢查的檢視，確保檢查的品質。

6.1 重要性與適應症

氣體交換是呼吸系統中一個重要的環節，對於許多臨床疾病如免疫疾病、肺氣腫、肺癌、肺纖維化等皆有臨床的意義[1]-[2]。

6.2 氣體交換描述

氧氣（O_2）占空氣含量約爲五分之一，換算分壓則爲152mmHg（海平面大氣壓爲760mmHg）；當我們吸入空氣後，由於體內溫度爲37℃（飽和蒸汽壓爲47mmHg），此時肺泡內O_2 分壓則爲105mmHg（BTPS）；然而，肺毛細血管之O_2分壓僅爲40mmHg，此時分壓差造成O_2從肺泡到肺毛細血管的擴散，完成O_2之氣體交換，並與血紅素結合運送至全身組織。

另一方面，正常成年人肺毛細血管的二氧化碳（CO_2）濃度約爲45mmHg，高於肺泡之分壓（40mmHg），因此，CO_2擴散至肺泡完成交換。O_2與CO_2因人體之需要而達成動態平衡，當疾病影響失衡，即造成後續的效應如喘、疲累、免疫功能下降等等[2]-[3]。此外，由公式（6.1）到（6.4）可以發現，當體內O_2或CO_2分壓改變時，將會影響體內pH值，造成呼吸性酸或鹼中毒[4]。

一般酸鹼公式爲

$$PH = -\log[H^+] \tag{6.1}$$

Henderson-Hasselbalch之公式爲

$$PH = Pk + \log\frac{A^-}{HA} \tag{6.2}$$

其中，Pk爲平衡常數；A^- 爲共軛鹼；HA爲共軛酸

若共軛鹼爲 HCO_3^-，共軛酸爲CO_2，平衡常數6.1；

則公式（6.2）可寫成

$$PH = 6.1 + \log \frac{HCO_3^-}{CO_2} \quad (6.3)$$

若CO_2（m mole/L）轉成PCO_2（mmHg），則公式（6.3）可寫成

$$PH = 6.1 + \log \frac{HCO_3^-}{0.03 \times PCO_2} \quad (6.4)$$

由於O_2的交換，並不容易觀察；因此，學者提出以一氧化碳（carbon monoxide, CO）通過肺泡微血管的程度（$DL_{,CO}$）[5]-[6]，作爲換測氣體交換的標準（圖6.1），並在人體體溫、一大氣壓的狀態下（BTPS），以CO/minute/mmHg多少mL作爲單位。

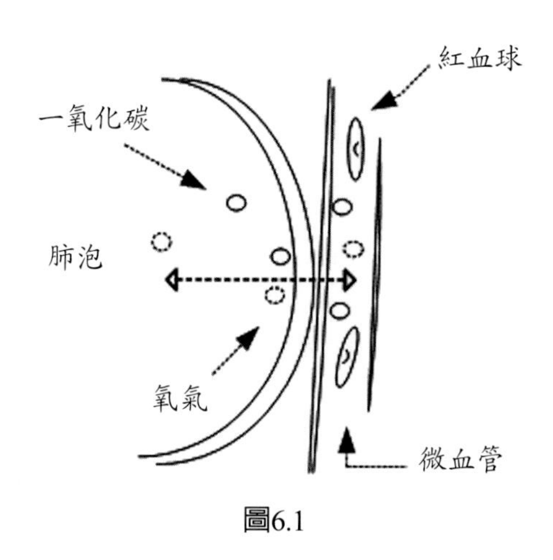

圖6.1

6.3 氣體交換量測（Signal breath for diffusion capacity of lung with Co, DL_{co}-sb）

一、設備

單口吸氣一氧化碳瀰漫測試（signal breath for diffusion capacity of lung with CO, DL_{CO}-sb）爲目前ATS推薦評估氣體交換程度的方法[5]。乃利用含有CO的混合氣來衡量吸氣後經過肺泡交換吐出後混合氣之間的濃度變化。

圖6.2爲儀器病患端，除流量感測器外，尚包括控制閥（左右各一個）、氣體分析管與混合氣出氣管，其中混合氣出氣管來自於混合氣鋼瓶（圖6.3）；控制閥則可以在檢查過程中，調控各階段的呼吸方向。當病患吸氣經過憋氣後作吐氣時，氣體分析管即作採樣，並將採樣樣本送至分析盒作進一步分析（圖6.4）。

由於體內並不含CO，且CO與血紅素（Hemoglobin, Hb）的結合能力大於O_2的210倍，在量測氣體交換時可以較容易觀察其變化量；至於混合氣的其他物質，如Tracer gas，主要在於衡量肺泡量容積以及Tracer 吸入後的變化量，用以估算CO的初始值。Tracer gas如He、CH_4與其他鈍氣，都有不同學者提出，如Crapo的10% He、25%O_2[6]、Huang的0.3% CH_4、0.3% C_2H_2[7]與Frans的10% He、18% O_2[8]；主要的特性包含分子量與CO差異不大可以成爲均勻分布的氣體，且不易與CO反應。筆者任職單位之Tracer gas爲CH_4，故本章節將以CH_4作說明。

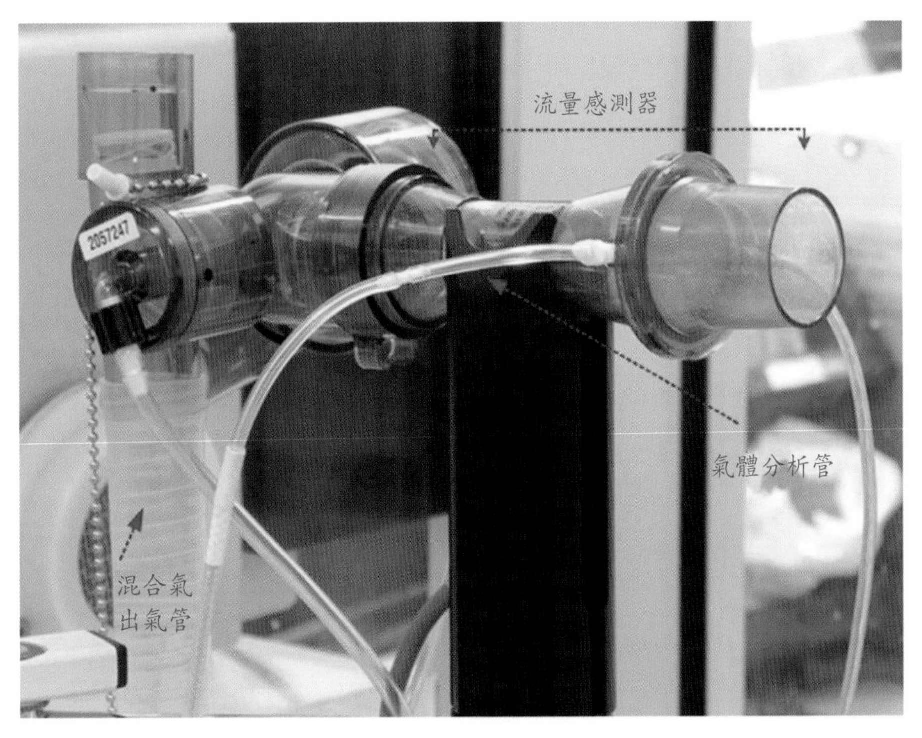

圖6.2　DL_{CO}設備，取樣管、混合氣出氣口與流量感測器。

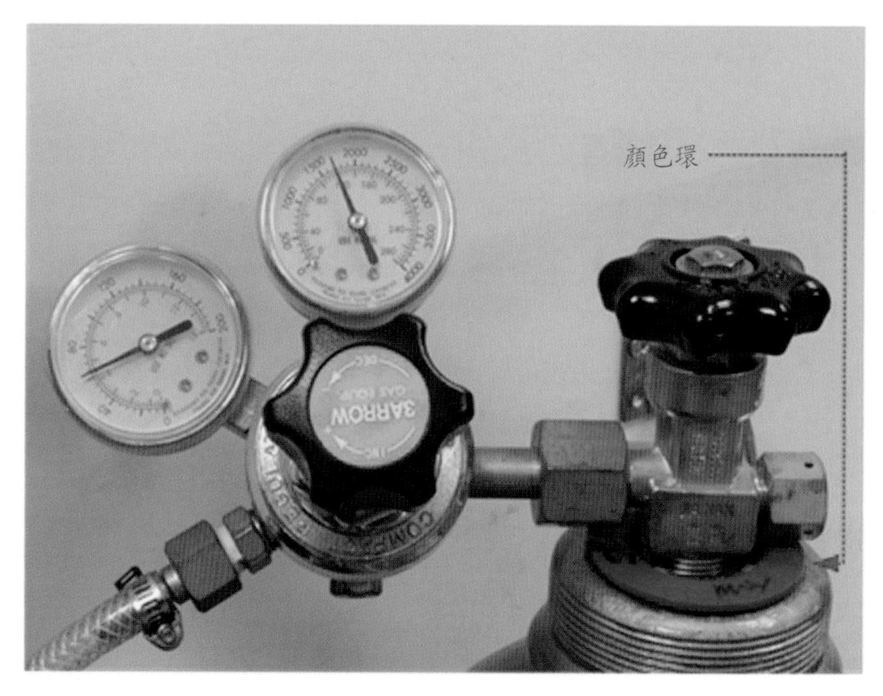

圖6.3 DL_{CO}混合氣鋼瓶與壓力錶，顏色環（此範例為藍色）為有效限之標識。

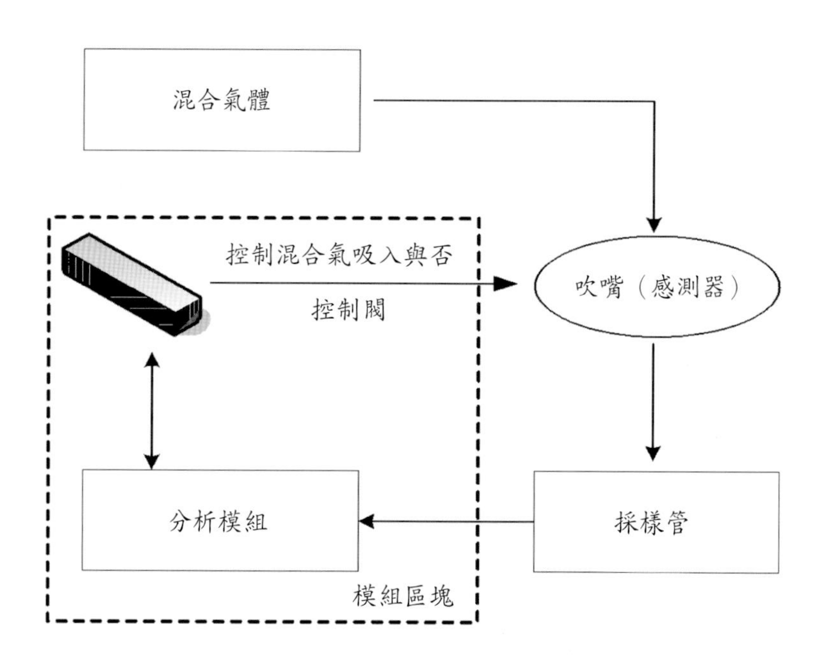

圖6.4 氣體分析模組元件。

二、檢查執行程序

Jones-Meade 是DL_{CO}-sb 的量測中最常使用的方法[9]；操作時，病患捏住鼻子並含住吹嘴後，即開始作平靜呼吸，約五次之後將胸腔的氣完全吐掉到RV的位置，接著，在4秒內大口吸氣至最飽（吸氣量，V_I），然後憋氣約10秒鐘後將氣吐掉。在平靜呼吸時後，左邊控制閥關閉，右邊開通，此時呼吸氣流從口腔到儀器外部暢通；當在進行大口吸飽氣時，由於需要導入混合氣，因此，左邊控制閥開通右邊關閉；隨後的憋氣，左右兩邊控制閥皆關閉，受測者無法呼吸；最後則右邊開起，左邊關閉以讓受測者將氣呼出，並作取樣。

爲降低量測的干擾，ATS建議V_I需能達到90%VC的預測值[10]；排空之死腔量爲0.75～1.0L，吐氣採樣量爲0.5～1.0L。執行兩次之誤差值 < 10%，兩次執行中間之休息時間得 > 4min。由於抽菸與O_2會造成呼吸代謝的變化，因此，量測時需留意病患是否有抽菸，或停用O_2時間 > 15min。

如圖6.5所示，A線爲吸氣時混合氣之濃度（CH_4與CO皆爲0.3%），憋氣一段時間後吐氣時CH_4（藍線：B）與CO（紅線：C）分別有不同濃度。而E線（藍色實線）爲通氣量，左邊上升爲吸氣，中間平行部分爲憋氣，而右邊則爲吐氣，從此範例可以看到病患量（V_I）已達到90%VC預測值的量。而F線（黑色實線）則爲病患呼氣與吹氣之情形，從左側往右下滑至0（L/sec）的位置，可以對應至E線的b點，此時間點即是Jones-Meade法的吸氣末端，由此往前推三分之一的時間點，即是Jones-Meade法的憋氣時間起點（*a* 紅色虛線）。

圖6.5右邊爲吐氣之開始（d的位置），此部分爲未參與氣體交換的混合氣（死腔氣體），需將之排除後才能作取樣，此範例說明排空之死腔量爲0.75L，而取樣區間（D）爲1.0L，兩者皆符合標準程序之要求；而取樣區間的中點（e紅色虛線），至憋氣時間起點（綠色虛線），是爲Jones-Meade法憋氣時間。

排空死腔量與取樣多寡，都會影響到混合氣的分率，也會改變憋氣時間的長短；但只要符合規範，都是可以接受的。

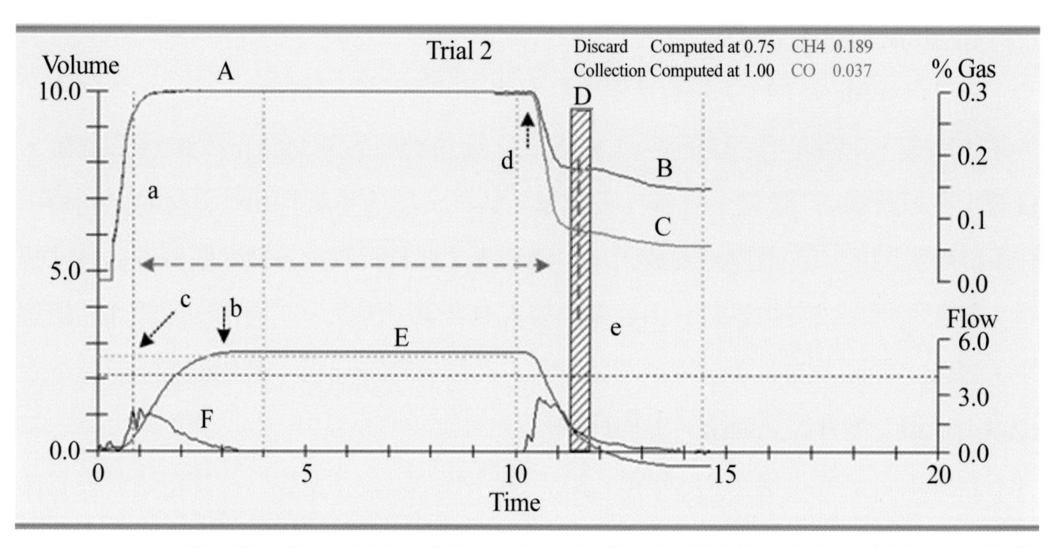

圖6.5 DL_{CO}-sb操作顯示圖。X軸為時間（sec）；左邊Y軸為通氣量（L）；右邊上方Y軸為混合氣分率；而右邊下方Y軸為流速（L/sec）。

三、檢測原理與計算

DL_{CO}在於描述CO從肺泡到微血管與血紅素結合的過程[10]，係利用吸入CO的濃度與一定時間後呼出後濃度的差異，作爲肺泡交換功能的指標。其交換能力與肺泡膜特質（diffusion membrane, DM）、有效肺泡毛血管量（capillary blood volume, V_C）、CO與血紅素結合速率有關（transfer rate of CO per milliliter of capillary blood, θ），根據Roughton與Forster方程式，可以公式（6.5）表示之間的關係[11]：

$$1/DL_{CO} = 1/DM + 1/\theta V_C \quad (6.5)$$

從此關係式來推論，肺氣腫（emphysema）造成DM變小，貧血（anemia）會使得的θV_C下降，這些原因將造成DL_{CO}的降低。然而，氣體交換的量測會受影響的因素很多，從檢測原理與計算的角度來加以說明，將可增加檢查的品質與可信度。

單位時間氣體轉移量（gas transferred per minute, V_{gas}: mL/min）的定義如公式（6.6）所述，與該氣體在肺泡的瀰漫能力（diffusing capacity of the lung, DL: mL/min/mmHg）以及兩端濃度差（partial difference: mmHg）成正比。其中，P_1可設定爲吸入某氣體時肺泡之濃度，而P_2爲吸入某氣體時肺泡之濃度。當移動公式

（6.6）之次序，可得到公式（6.7）的呈現方式，為我們一般認知氣體瀰漫（擴散）的基本公式。

$$V_{gas} = DL \times (P_1 - P_2) \quad (6.6)$$

$$DL = V_{gas}/(P_1 - P_2) \quad (6.7)$$

當吸入的氣體為CO，公式（6.7）則可以表示成公式（6.8），其中DL_{CO}為肺部CO瀰漫能力；$\dot{V}_{CO}$為每分鐘CO轉移量（mL）。由於在正常狀況下，肺泡微血管並無CO存在，故P_2可視為0 mmHg，而肺泡CO分壓（$P_{A,CO}$）即為吸入時的濃度（P_1）

$$DL_{CO} = \dot{V}_{CO} / P_{A,CO} \quad (6.8)$$

• **單口吸氣一氧化碳瀰漫測試**

DL_{CO}-sb乃藉由吸入有CO與tracer氣體之混合氣，透過憋氣過程讓CO與血紅素結合，然後再取得憋氣後兩種氣體之濃度，以評估交換能力。在此章節，混合氣含0.3%CO與0.3%甲烷（CH_4）之tracer氣體；CO從吸入後到呼出的過程之濃度一定會下降，這是很容易理解的，但因身體不會吸收CH_4，推論上並不會下降，但實際上並非如此。此時，可以生活中將定量油漆潑到平滑牆面上的例子，當潑灑之後滑下來可以再蒐集到的量一定會減少，這是因為有部分已經附著在牆面上；若知道附著的厚度，即可以推論油漆潑至牆面的面積有多大。同樣的道理，CH_4之減少即可以用來作為評估肺泡量（alveolar volume, V_A），如公式（6.9）與推論後之（6.10）；其中，V_D為儀器吹嘴到未執行氣體交換的呼吸道死腔，有些研究建議設為定值150mL[12]，如此，公式（6.9）因為V_D再計算吸入時後的0.3%之$F_{I,CH4}$之數值將變的很小，可以作忽略。因此，V_A即可以簡化為公式（6.11），最後氣體交換的定義，再以STPD因子作校正即可。

$$V_I \times F_{I,CH4} = V_A \times F_{A,CH4} + V_D \times F_{I,CH4} \quad (6.9)$$

$$V_A = (V_I - V_D) \times (F_{I,CH4}/F_{A,CH4}) \quad (6.10)$$

$$V_A = V_I \times (F_{I,CH4}/F_{A,CH4}) \quad (6.11)$$

其中

V_I：爲吸氣量，需達到90%肺活量（VC）

V_D：爲死腔，當BMI ≧ 30預估爲$24 \times h^2(cm)/4545$；BMI <30則預估爲$2.2(mL) \times BW(Kg)$

STPD factor：標準溫度壓力乾燥狀態轉換爲體溫與水平面壓力之因子

除此之外，我們在計算交換過程是由肺泡中的濃度開始計算，但我們僅知道吸入時兩種氣體濃度皆爲0.3%，但到肺泡會不會因爲解剖死腔的影響造成濃度改變呢？此時，CH_4即扮演推論CO從吸入到肺泡後，濃度改變的依據，如公式（6.12）所示。

$$F_{A,CO,0} = F_{I,CO} \times F_{A,CH4}/F_{I,CH4} \quad (6.12)$$

其中

$F_{A,CO,0}$：爲肺泡內CO在憋氣開始（breath-hold time, t=0）之濃度

$F_{I,CO}$：爲開始吸CO之濃度

$F_{A,CH4}$：爲在吐氣取樣（end-tidal sample）時肺泡內CH_4濃度

$F_{I,CH4}$：爲開始吸入CH_4之濃度

$DL_{,CO}$-sb之定義如公式（6.13）所示[10]；

$$DL_{,CO}\text{-}sb = V_A(STPD) \times (60/T) \times [1/(P_B-47)] \times [\ln(F_{A,CO,0}/F_{A,CO,T})] \quad (6.13)$$

其中

V_A：爲肺泡量（alveolar volume, mL）

T：爲憋氣時間（breath-hold time, second ）

P_B：爲檢測時之大氣壓力（barometric pressure, mmHg）

$F_{A,CO,0}$：爲在肺泡內憋氣開始（breath-hold time, t=0）CO之濃度

$F_{A,CO,T}$：爲憋氣末肺泡內CO之濃度

$1/(P_B\text{-}47)$：爲驅動壓力（driving pressure）

$\ln(F_{A,CO,0}/F_{A,CO,T})$：爲CO攝取量（uptake）

憋氣末CO與CH_4的濃度（$F_{A,CO,T}$與$F_{A,CH4}$）皆可由儀器分析，T也可以確認；之後由公式（6.11）公式（6.12）帶入公式（6.13），即可得知量測值。

此外，血紅素濃度（Hemoglobin, Hb）是影響氣體交換很重要的因素，若已知血紅素值，建議參考公式（6.13）作校正：

$$DLco,adj\text{-}Hb = Hb\ correction \times DLco \qquad (6.14)$$

根據年齡與性別，Hb correction 則如公式（6.15）與（6.16）所示

$$(10.22 + Hb)/(1.7 \times Hb) \quad \text{adolescents and adult male} \qquad (6.15)$$

$$(9.38 + Hb)/(1.76 \times Hb) \quad < 15 \text{ years of age and female} \qquad (6.16)$$

四、臨床數值報告與意義

影響$DL,_{CO}$-sb的因素非常多，在生理因素上，包含肺泡膜特質、有效肺泡毛血管量，以及與血紅素結合之速率有關；在量測上，包含吸氣量、排空之死腔量、吐氣採樣量與憋氣時間。針對不同疾病診斷或追蹤，請參閱第二章，表6.1提供可能減少的原因之分類。一般而言，$DL,_{CO}$-sb以量測值／預測值的比值（%）及LLN作爲分類，並如表6.2所示[13,14]：

表6.1　造成量測值偏低的生理因素與疾病

生理因素	疾病	生理因素	疾病
肺泡有效面積減少	Emphysema	肺泡membrane增厚	Pulmonary fibrosis
肺泡有效面積減少	Lung resection	肺泡membrane增厚	Interstitial lung
肺泡有效面積減少	Bronchial obstruction	Hb或RBC減少	Anemia
灌流減少	Pulmonary embolism	有效換氣減少	Congestive heart failure

表6.2　DL_{CO}檢查結果之分類

量測值／預測值（%）	LLN	結果之判讀
≧ 80	＞LLN	正常（normal）
＜80	＞LLN	趨近正常下緣（near lower limit of normal）
60≦, ＜80	＜LLN	輕度減少（mildly reduced）
≧40, ＜60	＜LLN	中度減少（moderately reduced）
＜40		重度減少（severely reduced）

五、檢查注意事項

經由本章節前述的說明，影響量測的因素非常多，但爲了量測的正確，必須盡量符合操作的標準，以降低人爲與儀器的干擾，此過程包含檢查前、中與檢查後的報告檢視。

執行檢查操作前，必須要檢視採樣管等乾淨與暢通，然後進行氣體濃度的校正；當混合氣的氣體壓力過小或者氣體量不足，常常會造成校正的失敗，此部分務必要小心；病患體內O_2濃度與抽菸也會造成影響，因此，檢查前需留意病患是否有抽菸，或停用O_2時間＞15min。

檢查過程中，需請病患配合嘴巴全程不能漏氣，當然，在一開始的吸氣量（V_I）需能達到90%VC的預測值也是很重要的一環。每次完成後，確認排空死腔量爲0.75～1.0L，吐氣採樣量爲0.5～1.0L；執行下一次的間隔時間，至少需要4min以上。最後檢視報告，則需考慮是否要提供Hb的校正，此部分有賴於臨床需求或者各檢查室的標準程序。

6.4 實際案例討論

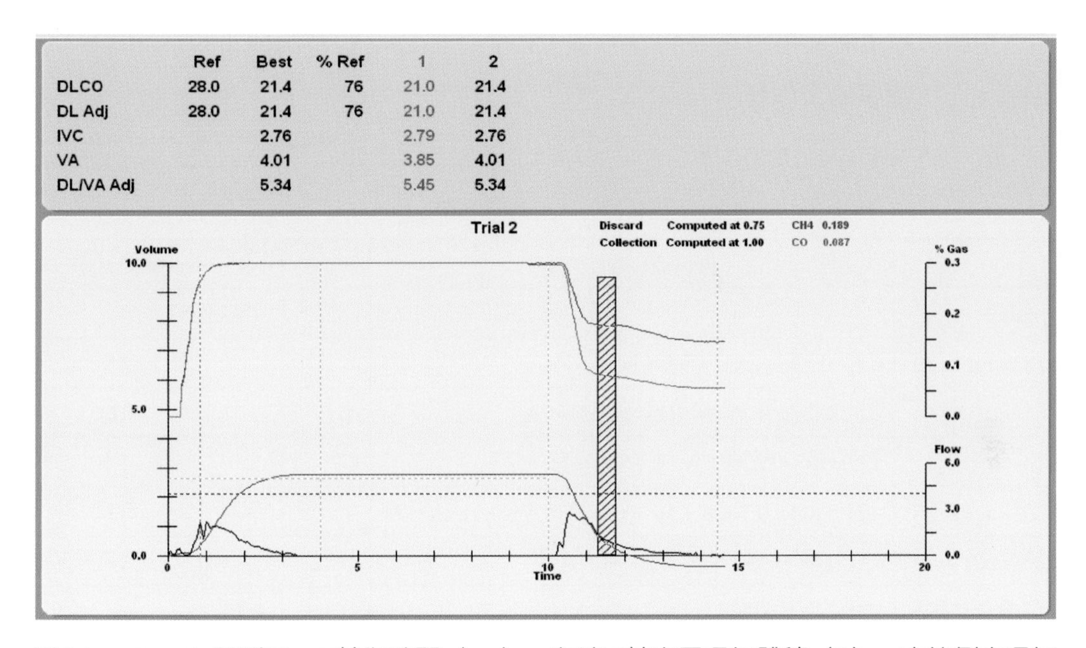

圖6.6　DL_{CO}-sb 量測圖。X軸為時間（sec）；左邊Y軸表示吸氣體積（L），本範例之吸氣量（V_I）為2.7L（藍色實心乙狀線）；吸氣量之預測值為2.1L（綠色橫虛線）；右邊上方Y軸表示混合氣之濃度，吐氣取樣後之CH_4為0.189%，CO為0.087%（排空死腔量為0.75L，採樣量為1L）；右邊下方Y軸為流速（L/sec），顯示4秒內已吸飽氣並作憋氣的動作。吸氣至憋氣開始之前三分之一時間至排空死腔時間的二分之一，即為Jones-Meadez法憋氣時間。

【問題】　請參考圖6.6，若V_A爲4.01L，IVC爲2.76L，P_B= 743 mmHg，$F_{I,CO}$與$F_{I,CH4}$皆爲0.3%；而$F_{A,CO,T}$與$F_{A,CH4}$分別爲0.087%與0.189%，憋氣時間目測爲10.5 sec，請計算DL,co-sb？

【Replay】　由公式（6.13）得知

$DL,_{CO}.sb = V_A(STPD) \times (60/T) \times [1/(P_B-47)] \times [\ln(F_{A,CO,0}/F_{A,CO,T})]$

V_A= 4.01L(BTPS) = 3.23 L(STPD)

$\ln(F_{A,CO,0}/F_{A,CO,T}) = \ln(F_{A,CH4}/F_{A,CO,T}) = \ln(0.189/0.087) = 0.776$

因此，$DL,_{CO}.sb = 3.23 \times (60/10.5) \times [1/(743-47)] \times 0.776$

$= 0.0205(L/min/mmHg) = 20.5(mL/min/mmHg)$

6.5 預測值

預測值是氣體交換很重要的參考值，茲將一般常用的預測模組整理如表6.3與表6.4所示，提供讀者作參考。

表6.3 DLco預測模組

	Predicted formula	r	R^2	參考文獻
male				
18≦age≦89	6.8 - 0.238×A + 15.5×BSA			15
	- 11.3527+ 0.3551×H - 0.2741×A			16
	12.9113 - 0.229×A+ 0.1646×H			17
20≦age≦78	- 21.8743+ 0.3028×H - 0.2323×A+ 0.1132×W		0.64	18
20≦age≦69	-23.168+ 0.354×H- 0.2156×A	0.727		14
15≦age≦91	- 26.34+ 0.416×H - 0.219×A		0.61	6
female				
18≦age≦89	0.5 - 0.117×A + 15.5×BSA			15
	3.8821 - 0.1460×A + 0.1872×H			16
	2.2382 - 0.1111×A + 0.1602×H			17
20≦age≦66	0.1398×H- 0.1691×A + 0.1124×W- 1.108		0.49	18
20≦age≦69	-11.662+ 0.2491×H-0.1533×A	0.621		14
17≦age≦84	-8.36- 0.144×A+ 0.256×H		0.56	6

表6.4 DLco/VA預測模組

male	Predicted formula	r	R^2	參考文獻
20≦age≦78	10.4991 - 0.0413×A- 0.0264×H + 0.0140×W		0.4	18
20≦age≦69	9.0919- 0.0205×H - 0.0283×A	0.501		14
15≦age≦91	7.08 - 0.034×A		0.4	6
Female				
20≦age≦66	6.6497 -0.0359×A - 0.0090×H + 0.0242×W		0.3	18
20≦age≦69	3.413+ 0.0140*H- 0.0216*A	0.410		14
17≦age≦84	0.58 - 0.025×A		0.3	6

6.6 重點複習

1. 影響$DL,_{CO}$-sb的因素非常多， 除了生理因素外，包含人爲操作以及儀器的量測誤差。
2. 氣體交換能力與肺泡膜特質、有效肺泡毛血管量、CO與血紅素結合速率等因素有關。
3. 抽菸與體內氧氣比率都會造成氣體交換檢查的干擾，若爲吸入純氧的病患，建議可以停用15分鐘以上再進行測試。
4. 血紅素濃度也會造成氣體交換檢查的差異，若已知血紅素濃度，則建議作校正。

參考文獻

1. Morrell NW, Wignall BK, Biggs T, Seed WA. Collateral ventilation and gasexchange in emphysema. Am J Respir Crit Care Med. 1994; 150(3): 635-641.
2. Alvarado A, Arce I. Metabolic functions of the lung, disorders and associated pathologies. Journal of Clinical Medicine Research. 2016; 8(10): 689-700.
3. Tedjasaputra V, Bouwsema MM, Stickland MK. Effect of aerobic fitness on capillary blood volume and diffusing membrane capacity responses to exercise.The Journal of Physiology. 2016; 594(15): 4359-4370.
4. Linden RJ, Norman J. The imprecision arising from the application of the Henderson—Hasselbalch relationship to the blood of anaesthetized dogs.The Journal of Physiology. 1971; 215(2): 491-507.
5. R.Pellegrino,G.Viegi,V.Brusasco,R. et al., Interpretative strategies for lung function tests .European Respiratory Journal. 2005; 26(5): 948-968.
6. Crapo RO, Morris AH. Standardized single breath normal values for carbon monoxide diffusing capacity.Am Rev Respir Dis. 1981; 123: 185-189.
7. Huang YC, Helms MI, MacIntyre NR. Normal values for single exhalation diffusing

capacity and pulmonary capillary blood flow in sitting, supine positions and during mild exercise.Chest. 1994; 105: 501-508.

8. Frans A, Stanescu DC, Veriter C, Clerbaux T, Brasseur L. Smoking and pulmonary diffusing capacity.Scand J Respir Dis.1975; 56: 165-183.
9. Brian L Graham, Joseph T Mink, and David J Cotton. Implementing the three-equation method of measuring single breath carbon monoxide diffusing capacity. Canadian Respiratory Journal. 1996; 3(4): 247-257.
10. Macintyre N, Crapo RO, Viegi G, Johnson DC, van der Grinten CP, Brusasco V, Burgos F, Casaburi R, Coates A, Enright P, et al. Standardisation of the single-breath determination of carbon monoxide uptake in the lung. Eur Respir J . 2005; 26: 720-735.
11. Roughton FJW, Forster RE. Relative importance of diffusion and chemical reaction rates in determining rate of exchange of gases in the human lung, with special reference to true diffusing capacity of pulmonary membrane and volume of blood in the lung capillaries. J Appl Physiol.1957; 11: 290–302.
12. American Thoracic Society. Single-breath carbon monoxide diffusing capacity (transfer factor). Recommendations for a standard technique: 1995 update. Am J Respir Crit Care Med.1995; 152: 2185-2198.
13. Johnson DC. DLCO: adjust for lung volume, standardised reporting and interpretation. The European Respiratory Journal. 2017; 50(2): 1700940.
14. Park JO, Choi IS, Park KO. Normal predicted values of single-breath diffusing capacity of the lung in healthy nonsmoking adults. The Korean Journal of Internal Medicine. 1986; 1(2): 178-184.
15. Burrows B, Kasik JE, Niden AH, Barclay WR. Clinical usefulness of the single-breath pulmonary diffusing capacity test. Am Rev Respir Dis. 1961; 84: 789-806.
16. Knudson R, Kaltenbom W, Knudson D, et al. The single-breath carbon monoxide diffusing capacity: reference equations derived from a healthy nonsmoking population and effects of hematocrit. Am Rev Respir Dis. 1987; 135: 805–811.

17.Miller A, Thornton J, Warshaw R, et al. Single breath diffusing capacity in a representative sample of the population of Michigan, a large industrial state. Predicted values, lower limits of normal, and frequencies of abnormality by smoking history. Am Rev Respir Dis. 1983; 127: 270–277.

18.Yang SC, Yang SP, Lin PJ. Prediction equations for single-breath carbon monoxide diffusing capacity from a Chinese population. Am Rev Respir Dis. 1993 Mar; 147(3): 599-606.

第七章　肺總量檢查

吳明峰

肺量是侷限性疾病很重要的參考依據，但是單純的肺流量計並無法搞定這樣的問題。本章節提供了筆者單位使用的方法，計算的過程以及可能產生的錯誤。

7.1 重要性與適應症

肺量係由肺容積（lung volume）與肺容量（lung capacity）之單位組合而成；各單位量的多寡，牽涉到侷限型呼吸道疾病及其他胸腔疾病，如肺結核感染（*tuberculosis*）、肺癌（lung cancer）與漏斗胸（funnel chest）等等之診治，標準且熟練的檢查技巧可提供正確的報告，且可降低執行之失敗率。

先就肺容積（lung volume）而言，在自然的呼吸狀態下，由吸氣中樞驅動橫膈膜往下拉，當肺泡到達一定張力，即自然吐氣，此平靜呼吸的量稱爲潮氣容積（tidal volume, TV），如圖7.1所示；在平靜吸氣後，還可以再吸氣的量，則稱爲吸氣儲備容積（inspiratory reserve volume, IRV）；而在平靜吐完氣後，還可以再呼出的量稱爲呼氣儲備容積（expiratory reserve volume, ERV）；此時，仍無法呼出之量，則稱爲殘餘容積（residual volume, RV）或肺餘容積。肺容量則是由兩個或以上的肺容積組合而成，肺活量（vital capacity, VC）定義爲吸到最飽後再呼出的量，係等於IRV+TV+ERV；功能儲備量（functional residual capacity, FRC）則爲平靜呼氣後，留氣肺內的空氣量，係等於ERV+RV；吸氣量（inspiratory capacity, IC）爲平靜吐氣後，還能再吸到最飽的氣體量，係等於TV+IRV；而肺總量（total lung capacity, TLC）則爲最大吸氣之後，肺中容積的總和，係等於IC+FRC，也等於VC + RV。

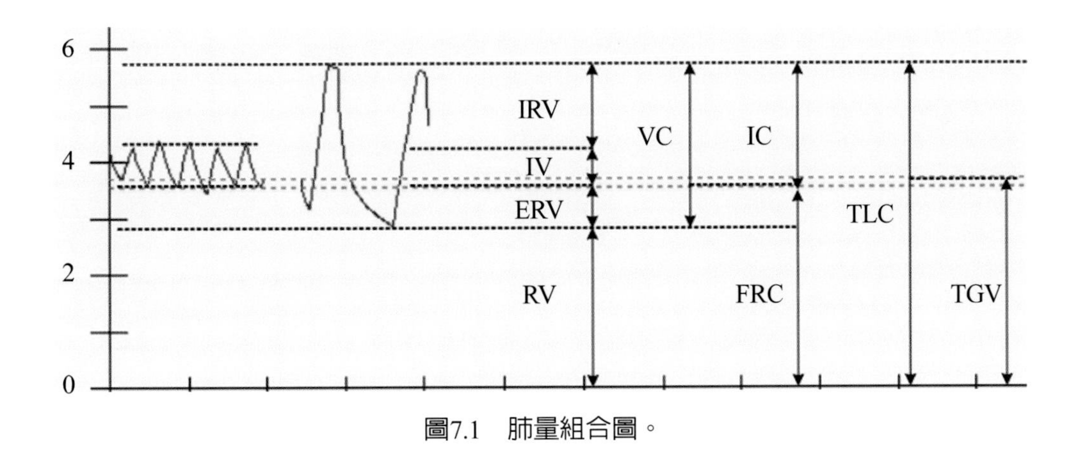

圖7.1　肺量組合圖。

由於肺流量計乃根據呼出之流速與時間的積分算出容積，但RV是呼不出來而留在肺內的氣體量，這時候，即無法用肺流量計偵測RV，也就無法進一步得到TLC。這時候，難免令人想到烏鴉如何用石頭丟入瓶內，讓原來吸不到的水位墊高的畫面。

是的，科學家在不斷思索與實驗中，找到了三個方法可以量測這呼不出來的量，包含體箱計方法（body plethysmography或body box）、氦氣平衡法（helium equilibrium method）以及氮洗去法（nitrogen washout）[1-2]。三者之中，氦氣平衡法及氮洗去法單次執行時間約7分鐘，而體箱計則約2分鐘。除了較爲快速外，體箱計方法也無須使用額外之氣體，因此，本章主要介紹此方法。

7.2 體箱計量測法（Bady plethysmography）

如圖7.2所示，此爲體箱計（body box），一般爲透明壓克力或玻璃之艙體結構，可以觀察病患在作檢查時之反應；流量計、麥克風、壓力計等感測器置於其中，作爲系統結構之一環。由於體箱計爲固定體積，利用波以耳定律可以量測肺總量。

顧名思義，TGV或TGV爲呼吸道氣體容積量（thoracic gas volume），可以想成一個裝滿氣體的空箱（如圖7.3），其體積與壓力分別爲P1、V1，當拉開氣閥，原在TGV內的氣體分子散布到新增空間，並有壓力ΔP與體積ΔV的變化；此時，根據理想氣體方程式：

$$PV = nRT \qquad (7.1)$$

（其中，PV分別爲氣體壓力與體積；n爲氣體莫耳數；R爲常數；T則爲反應溫度。）

由於反應溫度與常數不變，總莫耳數也一樣，因此公式（7.1）可以得到波以耳公式：

$$P1V1 = P2V2 \quad (7.2)$$

將反應的壓力與體積變化帶入公式（7.2），即可以得到

$$P1V1 = P2V2 = (P1 - \Delta P)(V1 + \Delta V) \quad (7.3)$$

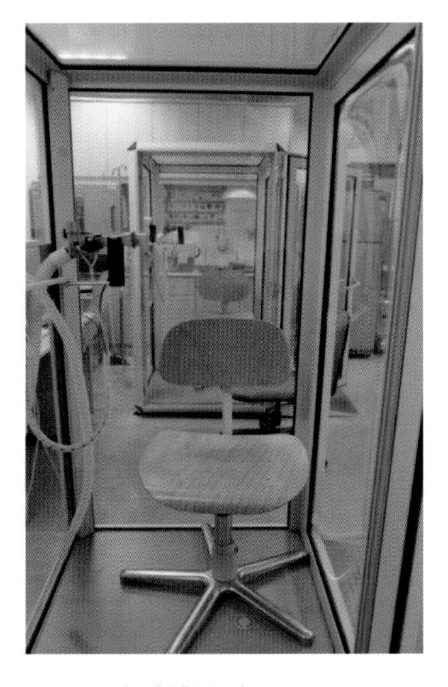

圖7.2　人體體箱計。

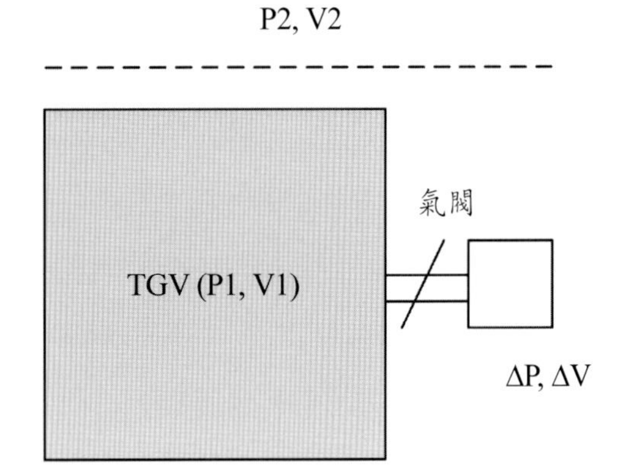

圖7.3　氣體反應前後壓力與體積之變化量。

原未知的TGV之容積爲V1，而P2爲肺內壓，約爲970mmH_2O；因此，只要我們得到ΔV（藉由流量感測器）與ΔP（藉由體箱內之壓力感測器），最後可以得到V1，此即TGV，然後再推算FRC、RV與TLC，此爲體箱計之方法。

7.2.1 檢查執行程序

執行此項檢查之當日應作箱體體積與壓力測試，以確保密閉並符合ATS之標準規範[3]。檢查前，應向受測者說明檢查進行的方式，且在一段過程中將有吸不到氣的幾秒鐘，這時候千萬不能張嘴；此外，密閉體箱計需透過麥克風作爲溝通，檢查前應做測試以確保受試者能清楚聽到操作指令。

當說明好操作步驟後，即請受測者正坐並調整好感測器高度，嘴巴含住過濾器並作約五次的平靜呼吸（圖7.4中a處），確定系統已偵測到潮氣容積（TV）後即請其作約每秒一次的小喘氣3～5次，而後吸到最飽後（圖7.4中b處），再將氣全部呼出（圖7.4中c處）。

小喘氣過程所產生的圖，係為壓力與體積之變化量，根據ATS的建議[3]，至少需有3～5次且需為封閉橢圓之形狀，其最佳適應線之誤差應在10%以內。而產生的體積變化，係根據受測者吹氣流速與時間之積分，箱內壓力之變化係喘氣時，壓力感測器測得。

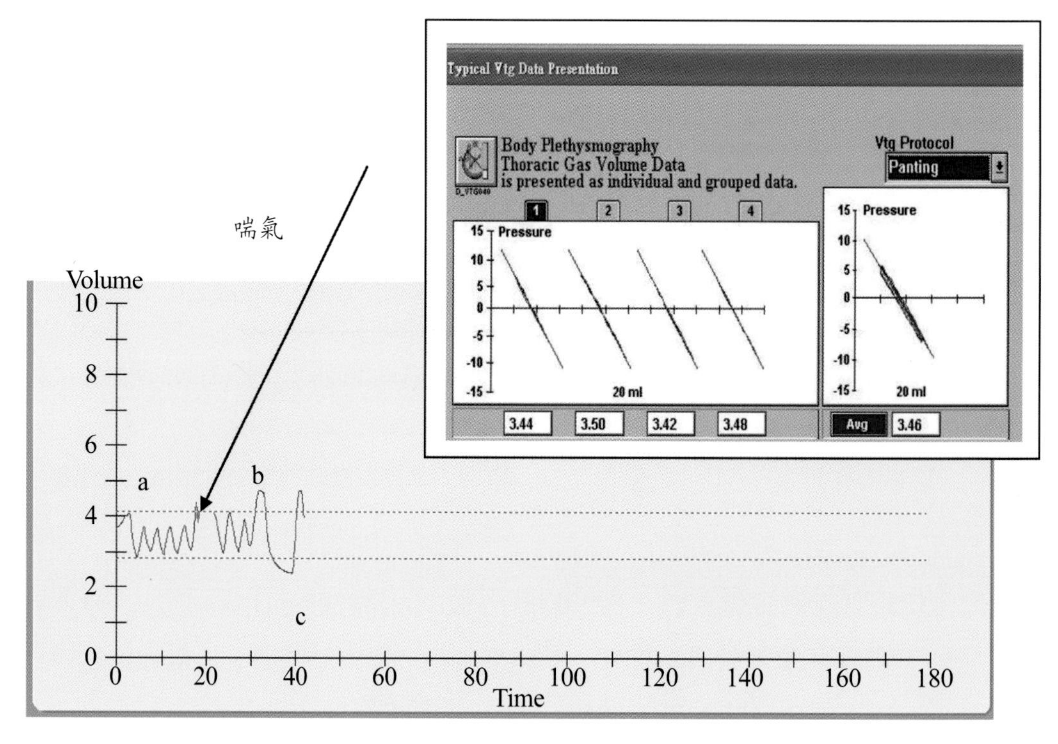

圖7.4　TGV執行過程，其中箭頭處為受測者喘氣位置，紅色線為潮氣容積下緣。

7.2.2 臨床數值報告與意義

圖7.5為執行TGV的報告，可以明確看到TLC、VC、FRC、RV的量測值以及預測值（prediction, pred）的比例。其中，TLC/TLC_pred、FRC/FRC_pred與RV/RV_ pred之正常値範圍皆 > 80%；當TLC/TLC_pred爲66%～80%、51%～65%、≦50%分別爲侷限型疾病嚴重度之mild、moderate與severe。

Setup Window FV Window FV Size Trend FRC-Helium Edit Comments Help Exit

	Ref	Best	% Ref	1	2	3
FVC	2.93	2.41	82	2.36	1.91	2.41
FEV1	2.36	1.69	72	1.65	1.66	1.69
FEF25-75%	2.51	1.10	44	1.09	1.92	1.10
PEF	5.63	5.04	90	3.62	3.70	5.04
FET100%		6.10		6.30	1.84	6.10
FVL ECode		111010		_010	_011	_010
TLC	4.83	4.59	95	4.59		
VC	2.93	2.41	82	2.34		
IC		1.80		1.80		
Vtg		3.99		3.99		
FRC PL	3.06	2.79	91	2.79		
ERV		0.54		0.54		
RV	1.85	2.19	118	2.25		
LVol ECode		000000		00		
Raw	1.24					
Vtg (Raw)						
Raw f						
Raw ECode						

圖7.5　執行TGV的報告；本範例中，VC < FVC為量測之誤差，最後報告應以2.41L為VC之量。

7.2.3 檢查原理與計算

延續公式（7.3），P1V1 = P2V2 = (P1 – ΔP)(V1 + ΔV)，將之拆解後，得到

$$P1V1 = P1V1 + P1\Delta V - V1\Delta P - \Delta VP \quad (7.4)$$

$$V1\Delta P = P1\Delta V - \Delta V\Delta P \quad (7.5)$$

$$V1 = \Delta V(P1 - \Delta P)/\Delta P \quad (7.6)$$

由於P1爲970mmH_2O，ΔP約爲個位數，物理計算上可以將ΔP忽略

因此，公式（7.6）即可簡化爲

$$V1 = P1\left(\frac{\Delta V}{\Delta P}\right) \quad (7.7)$$

當量測出V1（即爲TGV）之後（灰色虛線位置之量），系統會修正FRC的誤差，如圖7.4所示，紅色虛線以下爲FRC，但受測者在箭頭處才作小喘氣動作，並產生出灰色虛線的位置，因此，TGV（約爲4.0L），需扣除約1.2L 即爲FRC（約爲2.8L）；此外，受測者呼出之ERV約爲0.5L，因此，RV爲2.8L-0.5L = 2.3 L。

7.2.4 檢查注意事項

此項檢查易因受測者太喘或者張嘴而影響。當一開始發現基準線不穩定時，即可能是病患已張口呼吸。

7.3 氮氣洗出法（Nitrogen washout）

在肺中的氮氣（N_2）濃度約75～80%，在透過吸入純氧（100%）作呼吸幾分鐘，氮氣會逐漸降低直到小於1%（圖7.6）；利用氮氣被洗出的濃度以及容積的變化，用以評估殘餘容積（FRC），即爲Multiple-Breath Nitrogen washout（氮氣洗出法），由於吸入純氧後再偵測呼出的氣體是開放的系統，因此，此方法又稱爲Open-circuit Method（開放管路法）。

7.3.1 檢查執行程序

在校正完成的儀器設備上接上過濾器，請受測者正坐，使用鼻夾並使受測者嘴巴緊密含住過濾器，作平靜的呼吸約30～60秒時間，確認其能正確地且不漏氣的呼吸。此時流量計即可以從呼吸中偵測到呼出的流量並透過取樣管對氮氣濃度進行分析。接者，當受測者到吐氣末時候，導入100%純氧，繼續作一般的呼吸，觀察系統對呼出的氣體量以及氮氣的濃度的變化，直到氮氣濃度<1.5%達三次以上的呼吸，即完成當次測試的終點[3]。當受測者休息15分鐘後，即可進行下一次的測試，

兩次量測FRC之誤差應<10%。

7.3.2 檢查原理與計算

由於稀釋前後之溶質為定量，因此，可以利用體積濃度（公式7.8至7.9）的稀釋原理來作推論。其中，C_1與C_2為稀釋前後的濃度；V_1與V_2為稀釋前後之體積（或容積）

$$C_1V_1 = C_2V_2 \tag{7.8}$$

$$V_1 = C_2V_2 / C_1 \tag{7.9}$$

此外，血液或組織中仍有氮氣存在，因此，最後的FRC的計算修正如公式7.11。至於血液或組織中仍在執行測試的期間所釋放的氮氣量，則有學者建議以公式7.12作為估算[4]。

$$RFC \times FN_{2\_}i = (RFC \times FN_{2\_}f + VN_2) - VN_{2\_}t \tag{7.10}$$

$$RFC = (VN_2 - VN_{2\_}t) / (FN_{2\_}i - FN_{2\_}f) \tag{7.11}$$

其中，

VN_2：氮氣洗出量

$VN_{2\_}t$：血液或組織中釋放的氮氣量

$FN_{2\_}i$：洗出氮氣之初始濃度

$FN_{2\_}f$：洗出氮氣之偵測末濃度

$$VN_{2\_}t = [(\text{體表面積} \times 96.5) + 35] / 0.8 \tag{7.12}$$

7.3.3 檢查注意事項

由於每次測試時間約3-7分鐘，受測者有可能張口呼吸或漏氣，若突然氮氣濃度改變幅度超過1%，則休息15分鐘後重新執行。

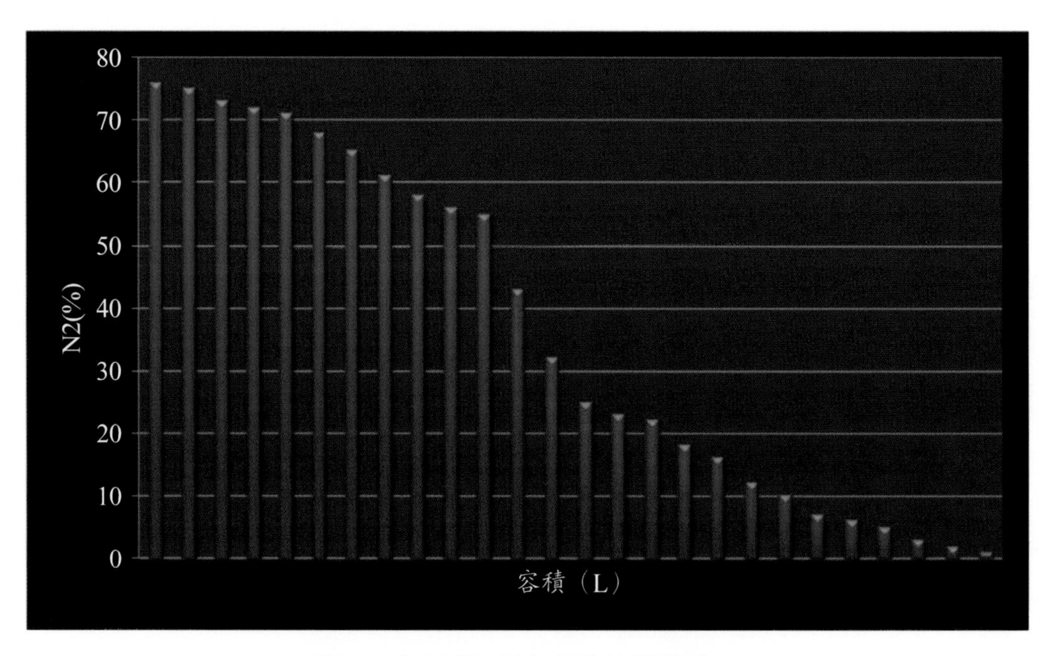

圖7.6　氮氣洗出法執行監控示意圖。

〔學習導引〕

我們在享用一杯紅茶的時候，原來紅茶的濃度若爲75%，是相當的香純；但當我們倒出了10c.c.的紅茶之後再加水到滿杯混合均勻後，此時紅茶的濃度就降低了。若繼續重複這動作，紅茶濃度將被稀釋到很低，此時再度品嚐這杯紅茶，幾乎就是水了。氮氣洗出法也是如此，每吸入一口純氧，就降低肺內氮氣濃度，透過邊偵測呼出的氮氣濃度，可以觀察到被洗出的狀態，用以評估原來在肺內的空間（FRC）。

7.4 氦氣平衡法（Helium equilibrium）

氦氣平衡法（multiple-breath helium dilution）是讓受試者吸入10%氦氣（He），經過一段時間後因爲氦氣濃度達到平衡而計算FRC的方法。由於試驗是在封閉的系統狀態（圖7.7），因此，又稱爲Closed-Circuit Method（封閉管路方法）。

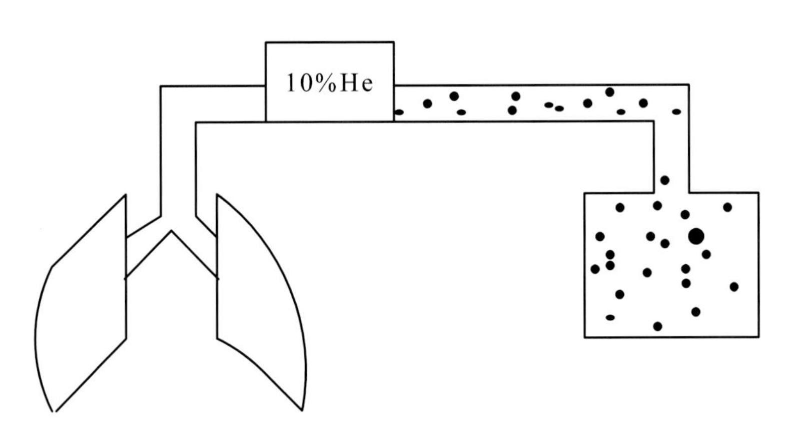

圖7.7　氦氣稀釋法之示意圖。

7.4.1 檢查執行程序

如同氮氣洗出法一樣，在校正完成的儀器設備上接上過濾器，請受測者正坐，使用鼻夾並使受測者嘴巴緊密含住過濾器，作平靜的呼吸約30～60秒時間，確認其能正確地且不漏氣的呼吸。此時流量計即可以從呼吸中偵測到呼出的流量並透過取樣管對氦氣濃度進行分析。接者，當受測者到吐氣末時候，導入10%氦氣，繼續作平靜的呼吸，每15秒觀察系統對呼出的氦氣濃度，直到氮氣濃度< 0.02%超過30秒即可停止[3]。當受測者休息5分鐘後，即可進行下一次的測試，並使兩次偵測的FRC誤差值< 10%。

7.4.2 檢查原理與計算

如公式7.8所示，C_1爲氦氣起始濃度，V_1爲氦氣系統體積，C_2爲氦氣最後濃度，則FRC爲公式7.13所示。

$$FRC = [(\%He\_i - \%He\_f) / (\%He\_f)] \times \text{氦氣系統體積} \quad (7.13)$$

其中

%He_i 爲氦氣系統初始濃度

%He_f 爲氦氣系統偵測末濃度

7.4.3 檢查注意事項

由於受測者有可能張口呼吸或漏氣，每15秒需觀察數值外，也應觀察受測者的狀態。此外，執行過程中將會調整氧氣流速，使氣體達穩定的基準。

7.5 實際案例討論

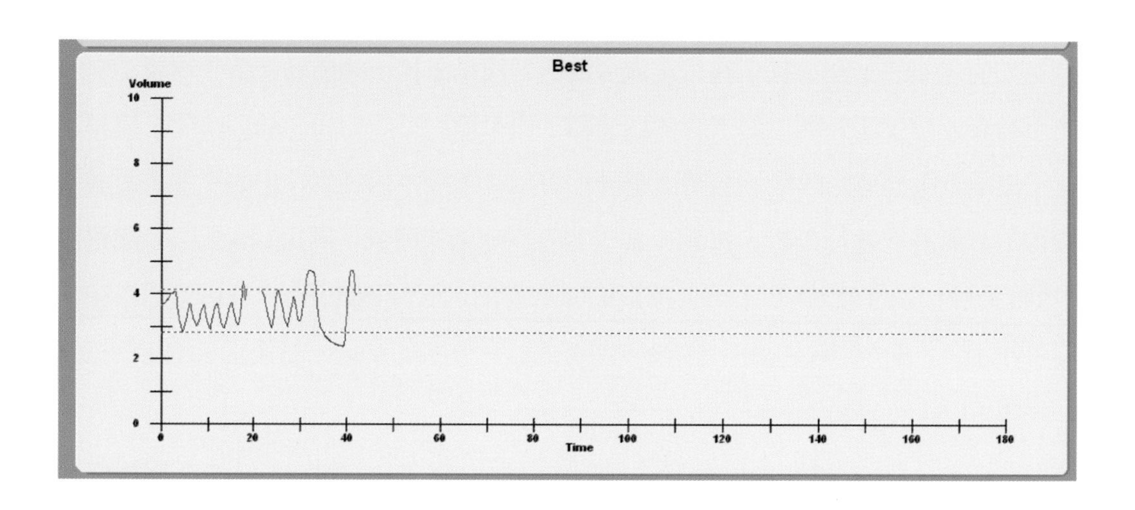

【問題】　如上圖所示，若VC與FVC分別爲2.39L與2.41L，RV爲2.3L，則TLC爲何？

【Replay】　理論上，VC應≧FVC，但此案例之FVC比VC多，這可能是量測誤差；因此，將以FVC（2.41L）取代VC，故TLC爲2.41 + 2.3 = 4.71L

7.6 預測值

TLC、RV等預測值提供侷限型疾病鑑別診斷，以及化療的指標，茲將預測模組以成年人及孩童整理如表7.1與7.2所示，供讀者參考。

表7.1　TLC等預測模組（成人）

	Age	Predicted formula	參考文獻
male			
TLC	18≦age≦70	- 7.08+ 7.99×H	5
RV	18≦age≦70	- 1.23+ 1.31×H+ 0.022×A	5
RFC	18≦age≦70	- 1.09+ 2.34×H+ 0.01×A	5
FRC/TLC	18≦age≦70	43.8+ 0.21×A	5
RV/TLC	18≦age≦70	14.0+ 0.39×A	5
female			
TLC	18≦age≦70	–5.79+ 6.60×H	5
RV	18≦age≦70	-2.00+ 1.81×H+ 0.016×A	5
RFC	18≦age≦70	-1.00+ 2.24×H+0.001×A	5
FRC/TLC	18≦age≦70	45.1+ 0.16×A	5
RV/TLC	18≦age≦70	19.0+ 0.34×A	5

表7.2　TLC等預測模組（孩童）

	Age	Predicted formula	參考文獻
male			
TLC (mL)	5≦age≦18	$9.96 \times 10^{-3} \times H^{2.5698}$	6
RV (mL)	5≦age≦18	$21.06 \times 10^{-3} \times H^{2.1314}$	6
RFC (mL)	5≦age≦18	$3.22 \times 10^{-3} \times H^{2.6523}$	6
female			
TLC (mL)	5≦age≦18	$9.17 \times 10^{-3} \times H^{2.5755}$	6

	Age	Predicted formula	參考文獻
RV (mL)	5≦age≦18	$21.06 \times 10^{-3} \times H^{2.1314}$	6
RFC (mL)	5≦age≦18	$3.70 \times 10^{-3} \times H^{2.6149}$	6

參考文獻

1. Nielsen N, Nielsen JG, Horsley AR. Evaluation of the impact of alveolar nitrogen excretion on indices derived from multiple breath nitrogen washout. PLoS One. 2013; 8(9): e73335.
2. Gupta YS, Shah SS, Ahire CK, Kamble P, Khare AS, More SS. Body plethysmography in chronic obstructive pulmonary disease patients: A cross-sectional study. Lung India. 2018; 35(2): 127-131.
3. Wanger J, Clausen JL, Coates A, Pedersen OF, Brusasco V, Burgos F, Casaburi R, Crapo R, Enright P, van der Grinten CP, Gustafsson P, Hankinson J, Jensen R, Johnson D, Macintyre N, McKay R, Miller MR, Navajas D, Pellegrino R, Viegi G. Standardisation of the measurement of lung volumes. Eur Respir J. 2005 26(3): 511-522.
4. Cournand A, Baldwin ED, Darling RC, Richards DWJ. Studies on intrapulmonary ixture of gases. IV. The significance of the pulmonary emptying rate and a simplified open circuit measurement of residual air. J Clin Invest 1941; 20: 681–689.
5. Quanjer PhH, Tammeling GJ, Cotes JE, Pedersen OF, Peslin R, Yemault JC. Lung volumes and ventilatory flows. Report Working Party “Standardization of Lung Function Tests”, European Community for Steel and Coal and European Respiratory Society. Eur Respir J 1993; 6 (Suppl. 16): 5–40.
6. Zapletal A, Paul T, Samanek M. Significance of current methods of lung function assessment for establishing airways obstruction in children and adolescents). Z Erkrank 1977; 149: 343-371.

第八章 呼氣一氧化氮檢查

陳輝帆

氣喘是可以被控制的疾病，但問題在於如何發現就醫者是否有氣喘。因爲科學的發展與實證醫學的進步，提供了一氧化氮與氣喘之間有高度的關聯，「一氧化氮」即成爲可以信賴的參考指標；由於檢查過程係以呼出的氣體作爲分析，因此又稱爲「呼氣一氧化氮檢查」。本章節就此生物指標的機轉作說明外，也提供了執行過程與標準程序的建議。

8.1 重要性與適應症

一氧化氮（NO）一直被認為是車輛廢氣排放和香菸煙霧中存在的大氣汙染物，最近在動物和人類的研究上，此生物介質的臨床重要性逐漸得到認可。一氧化氮是氮的化合物，化學式以NO來表示，分子量為30，一氧化氮的合成，在體內可以藉由不同的合成酶作用進行合成，分別為神經型一氧化氮合成酶（nNOs）、誘導型一氧化氮合成酶（iNOs）、內皮型一氧化氮合成酶（eNOs）[1]，但不管是哪一個途徑，相同之處都是用Arginine的氮（N）作為原料，在一氧化氮合成酶的作用下與氧氣反應合成一氧化氮。

$$\text{Arginine} + O_2 + \text{NADPH} \xrightarrow[\text{NO Synthase}]{} \text{NO} + \text{Citrulline} + \text{NADP}$$

第一種一氧化氮合成酶是神經型一氧化氮合成酶，神經型一氧化氮合成酶會在中樞神經系統及周圍神經系統的神經組織內產生一氧化氮，協助神經細胞的訊息傳遞，在神經系統中扮演神經傳導因子的角色，與腦部學習、記憶等等的發展有密切的關係；第二種一氧化氮合成酶是誘導型一氧化氮合成酶，在免疫系統中的巨噬細胞產生一氧化氮具有協助殺死外來細菌、病毒、寄生蟲等等的毒殺作用，甚至也能達到某種程度抑制癌細胞生長的現象，呼吸道主要為誘導型一氧化氮合酶，當上呼吸道細胞處於發炎狀態時，會從細胞釋放出一氧化氮，利用偵測一氧化氮將可以間接地評估呼吸道是否有發炎的現象；第三種一氧化氮合成酶是內皮型一氧化氮合成酶，一氧化氮能使血管壁的平滑肌細胞放鬆，使血壓降低，患有心臟疾病所使用的硝化甘油，就是利用此特性能在體內轉變為一氧化氮使心臟血管擴張避免心肌梗塞。相關合成酶的基因、產生表現區域與功能如表8.1所示。

表8.1　一氧化氮合酶種類

一氧化氮合酶種類	基因	主要呈現部位	功能
神經型一氧化氮合酶	NOS1	神經組織 肺臟 腎臟	神經傳導因子
誘導型一氧化氮合酶	NOS2A NOS2B NOS2C	免疫系統 心血管系統 肺臟	免疫系統毒殺作用
內皮型一氧化氮合酶	NOS3	血管內皮系統 骨髓 血小板	平滑肌放鬆

近15年來，呼氣一氧化氮的測量發展非常快速，歐洲呼吸醫學會與美國胸腔醫學會分別於1997與1999年發表了文獻，建議將兒科呼氣一氧化氮測量法納入臨床檢查項目[2]。另外，有關呼氣一氧化氮研究哮喘的出版文獻也有400多篇，雖然這些文獻沒有明確建議定期評估哮喘族群中呼吸道的炎症程度，但都普遍認爲：呼氣一氧化氮用於臨床應用的時機已成熟，撇開臨床使用的支氣管鏡檢查，炎症檢查可用的方法還有：誘導痰液鏡檢、血液嗜酸性白血球、嗜酸性白血球陽離子蛋白、尿白三烯、呼吸冷凝物和呼氣一氧化氮測量等方法[3]。呼氣一氧化氮測試方法是非侵入性的、測試成本低且結果是立即性的，這些都是作爲臨床檢查應用的理想要素，所以，呼氣一氧化氮的測量法在臨床檢測中較具吸引力。

呼氣中的一氧化氮氣體可由呼吸道中不同的部位產生，在上呼吸道大都由鼻腔、鼻竇產生，而下呼吸道則是從支氣管內皮細胞與肺泡中產生，所以，當呼氣一氧化氮濃度上升時，需進一步判斷是上呼吸道或是下呼吸道所產生，另外，有些疾病會影響一氧化氮產生，譬如：肺部發炎、氣喘、感染、移植排斥反應時一氧化氮呼出的濃度會增加；但原發性纖毛運動障礙綜合症（primary ciliary dyskinesia, PCD）、囊包性纖維症、愛滋病患者等，一氧化氮呼出的濃度卻會降低；若氣喘病患於檢查前使用吸入性類固醇也會降低吹出的一氧化氮濃度。[3-4]

8.2 呼氣一氧化氮描述

1999年12月，美國胸腔醫學會的研討會審查了幾個測量呼氣一氧化氮的方法，包括：成人線上呼氣一氧化氮測量（adult online measurement）、離線呼氣一氧化氮測量（adult offline measurement）、兒童線上呼氣一氧化氮測量（pediatric measurement）及鼻腔一氧化氮測量（nasal NO measurement）[3]。臨床檢查室一般以線上呼氣一氧化氮測量法進行檢查，而離線呼氣一氧化氮測量法大多用於研究或大量檢測，以及受測者不方便前往儀器端測試的情況下所使用。本章節將著重於線上呼氣一氧化氮測量的說明。

一、檢測原理

偵測一氧化氮有許多方法，譬如：電化學法，使用一氧化氮電極直接偵測樣品中的一氧化氮，不過這種方法僅適用於偵測氣態樣品；分光光度法或螢光偵測法，主要用來偵測液體樣品；目前一氧化氮被使用最廣泛的分析方法是化學冷光法。

化學冷光法是利用樣品中的一氧化氮會與分析儀器中產生的臭氧（O_3）產生反應，形成二氧化氮（NO_2）的激發態，激發態的二氧化氮其實並不穩定，存在時間只有數秒鐘，這個激發態的二氧化氮會釋放能量，並以波長大於600nm的紅光以及紅外線光譜發散出來，之後轉變成穩定的二氧化氮，當激發態回到穩定的基態而散發光譜時，由高敏感度的光電倍增管（Photomultiplier tube, PMT）接收此微弱的光訊號並進行訊號放大，接著傳送至電腦分析數據，其訊號的高低與待測物的一氧化氮濃度呈線性正比關係。[4]

二、干擾因素

吹氣一氧化氮測量結果的干擾與以下幾項要素有關：飲食干擾、吹氣流速、流量、氣道壓力、藥物等。[3]

飲食干擾與攝取咖啡因、亞硝酸鹽食物有關，有文獻指出食用富含亞硝酸鹽的食物（如波菜、花椰菜等綠色葉菜類），在食用的兩個小時後將影響一氧化氮上升約150%的濃度[5-6]，之後緩慢降低，另外，醃製、煙燻類食品也會造成一氧化氮上升的影響；若於檢查前飲用含有咖啡因的飲料，將於飲用的一個小時後使一氧化氮降低約13.5%～19%不等的濃度[7]。檢查前若有抽菸也會降低一氧化氮的濃度（圖8.1），雖然香菸含有大量一氧化氮，但很可能是支氣管內的內皮細胞損傷，導致無法正確產生出沒有抽菸時的一氧化氮濃度。[8]

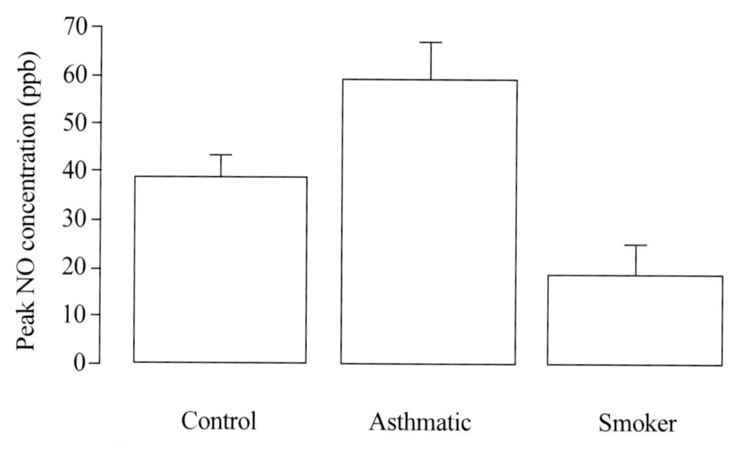

圖8.1　沒有疾病的族群與氣喘、抽菸族群的一氧化氮比較[8]。

有文獻指出吹氣流速以每秒47～250毫升吹氣的流量對診斷哮喘皆具有良好的鑑別能力，但在兒童族群檢查時，以每秒50毫升吹氣，高原濃度的再現性較好，而當流量超過每秒100毫升時，由於無法取得眞正的高原期濃度，且濃度軌跡是向下傾斜的。所以，建議成人和兒童都使用每秒50毫升的吹氣流速。[4]

受測者於檢測前若有使用含類固醇的支氣管擴張劑藥物治療時，也會影響一氧化氮使其濃度降低。

三、儀器校正

吹氣一氧化氮的測量數據會受很多因素影響，如環境溫度、濕度、吹氣流速、背景值汙染等，所以每天測試前都需進行校正，求得當天檢驗的校正曲線後可提供檢測數據轉換，排除外在的影響因素，一個好的校正曲線最少要有低、中、高三個濃度。

四、儀器介紹

目前市面上用於呼氣一氧化氮測量的機器有NOA280i®（Sievers co, Boulder,

Colo, USA）、NIOX MINO®（Aerocrine, Solna, Sweden）、NObreath®（圖8.2）。

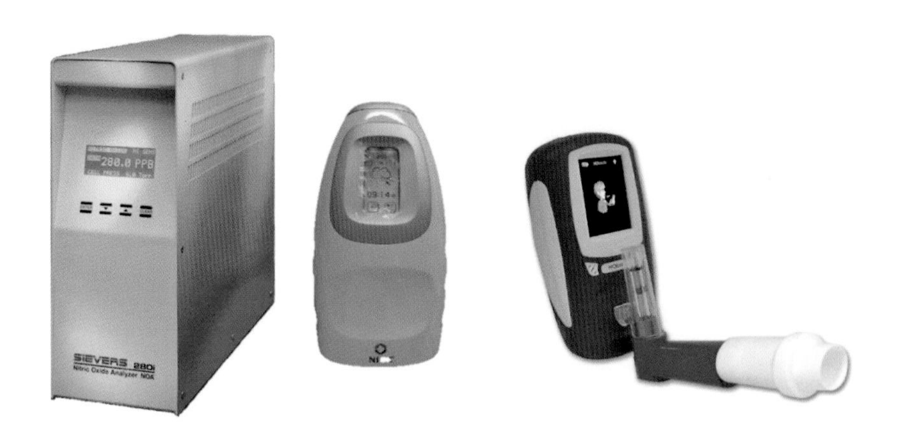

圖8.2 左：NOA280i®（Sievers co, Boulder, Colo, USA）[9]、中：NIOX MINO®（Aerocrine, Solna, Sweden）、右：NObreath®[11]。

以NOA280i®儀器爲例，設備主要包含：吹氣模組、分析模組、排氣模組。

限制性呼器吹氣模組如圖8.3所示，其中包含過濾器(A)用以過濾細菌和病毒；中間是連接呼氣(C)和壓力(D)的接頭；右上方則是限流器(E)安裝之處，可提供不同流量的選擇；右下方黑色罐子(B)則是一氧化氮過濾器，目的是過濾空氣中的一氧化氮；右圖中間(F)則是流速感應器[9]。

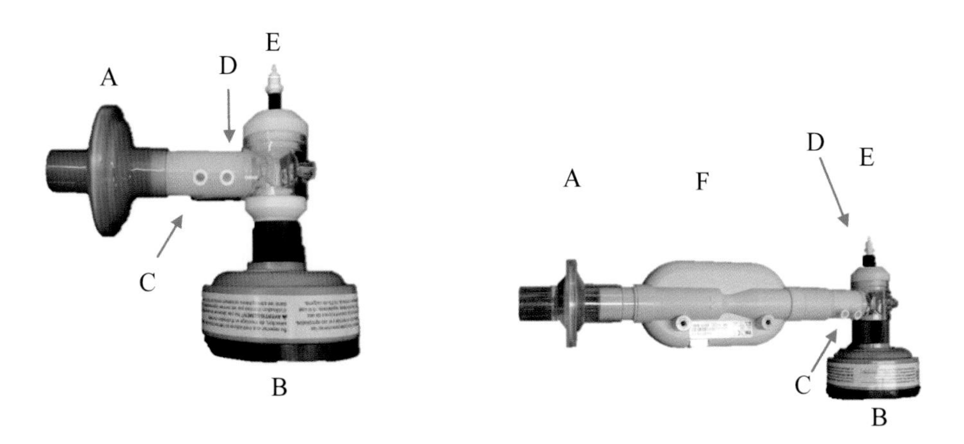

圖8.3 吹氣模組：(A)過濾器，(B)一氧化氮過濾器，(C)氣體分析管路，(D)吹氣壓力管路，(E)限流器，(F)流速感應器。

分析模組包含：臭氧產生器(A)、化學發光反應槽(B)、紅色濾光片(C)、光電倍增管與冷卻系統(D)、訊號放大器(E)，如圖8.4所示。[9]

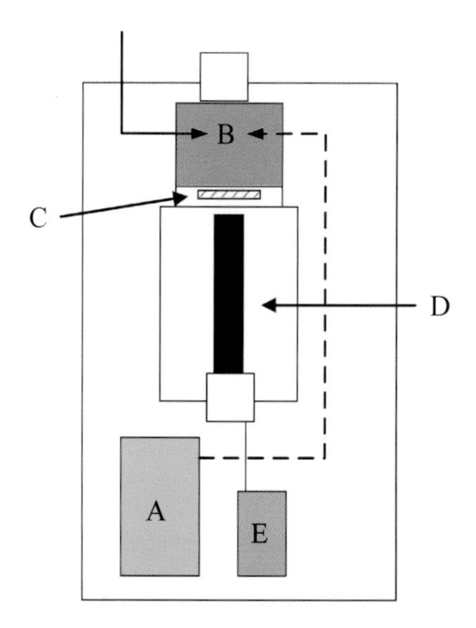

圖8.4 分析模組：臭氧產生器(A)：利用高電壓將純氧轉換產生大約3%的臭氧，並從虛線管路送到反應槽中。化學發光反應槽(B)：待測氣體從實線管路送進來後與臭氧反應空間。濾光片(C)：反應完後所發的紅光經由濾光片，將其他干擾物所生的波長濾除，提高特異性。光電倍增管(D)：將通過濾光片後的光轉成電的訊號，特殊真空管能利用光電效應使進入的微弱光信號在即短時間內增強至原本的10^8倍，為了達到最大的敏感度，光電倍增管需要在 –12°C 的環境下運作，所以PMT外面會有冷卻系統。放大器(E)：將光電備增管的訊號放大。

排放模組包含：臭氧捕捉器(A)與眞空幫浦(C)，如圖8.5所示。[9]

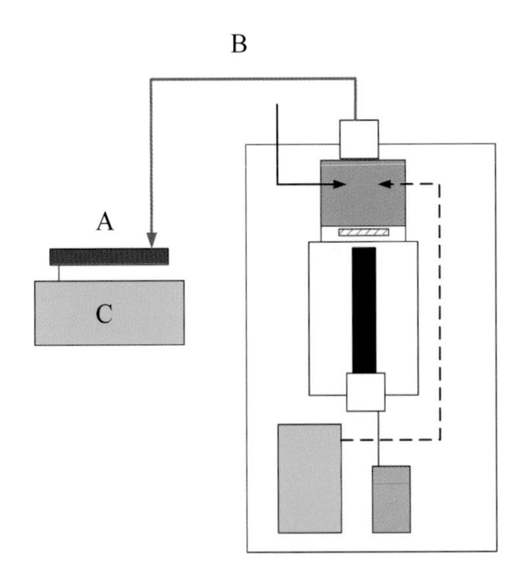

圖8.5　排放模組：臭氧捕捉器(A)：將反應槽反應後的殘餘氣體經由管路(B)排出，並將臭氧過濾避免汙染環境。真空幫浦(C)：反應槽的反應適合在低壓下進行，所以使用真空幫浦來維持反應室裡的壓力，4～7Torr是最佳反應壓力。

五、操作方法

受測者在進行線上呼氣一氧化氮測量前，需確實避免前述所提及的干擾因素，以提高檢查的準確性。在成人線上呼氣一氧化氮測量，採用限制性呼氣裝置（圖8.3），所謂限制性，指的是有條件性的呼氣方法，可以排除上呼氣道的一氧化氮（鼻腔），只針對下呼吸道的一氧化氮偵測。檢測時，受測者需先吸氣到最大量（total lung capacity, TLC），接著避免任何憋氣的動作在最短時間內以一定的力道吹氣，透過呼氣限流器裝置會使得嘴部壓力提高，此時口腔軟顎會往上升，阻擋來自鼻腔的氣體，可避免鼻腔中的一氧化氮造成檢查的干擾。吹氣的流速與壓力必須達到以下條件：於標準大氣壓力的環境下控制吹氣流速在每秒50毫升的速度，達到壓力16公分水柱，成人最少需吹氣6秒，兒童最少吹氣4秒，或是等到數值穩定為止。重複以此方法至少取得三次數據，並評估數值變異程度是否在5%以下。[4]

六、品管要求

檢查數據的取得需以正確的吹氣方法至少完成三次，在單次的吹氣過程中（圖8.6），數據A、B兩點3秒間的斜率要小於10%，且3秒中不可以有任何一個數值

（x）和A、B任一點的斜率超過10%，此次吹氣的數據才可以採用[4]。最終，確認三次檢查數據間的變異係數（% Avg. Dev）小於5以下（圖8.7），才可將此三個數據的平均值發出報告。

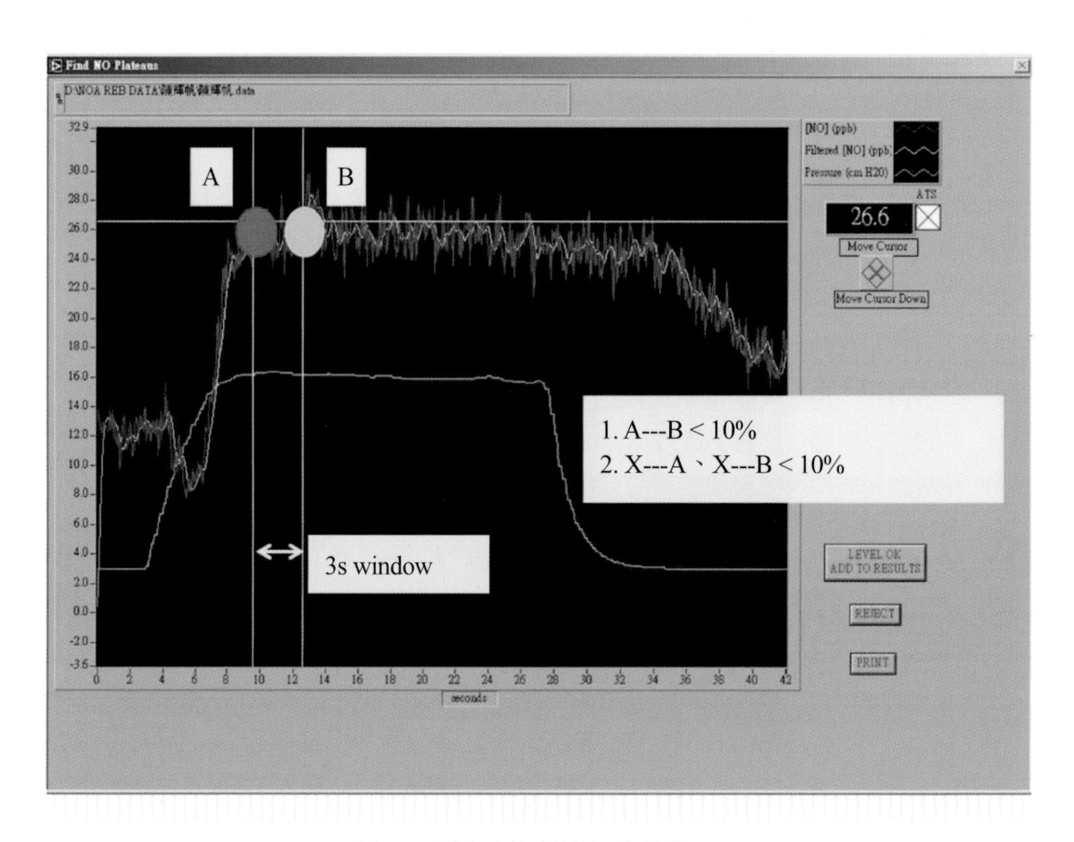

圖8.6 單次吹氣數據允收標準。

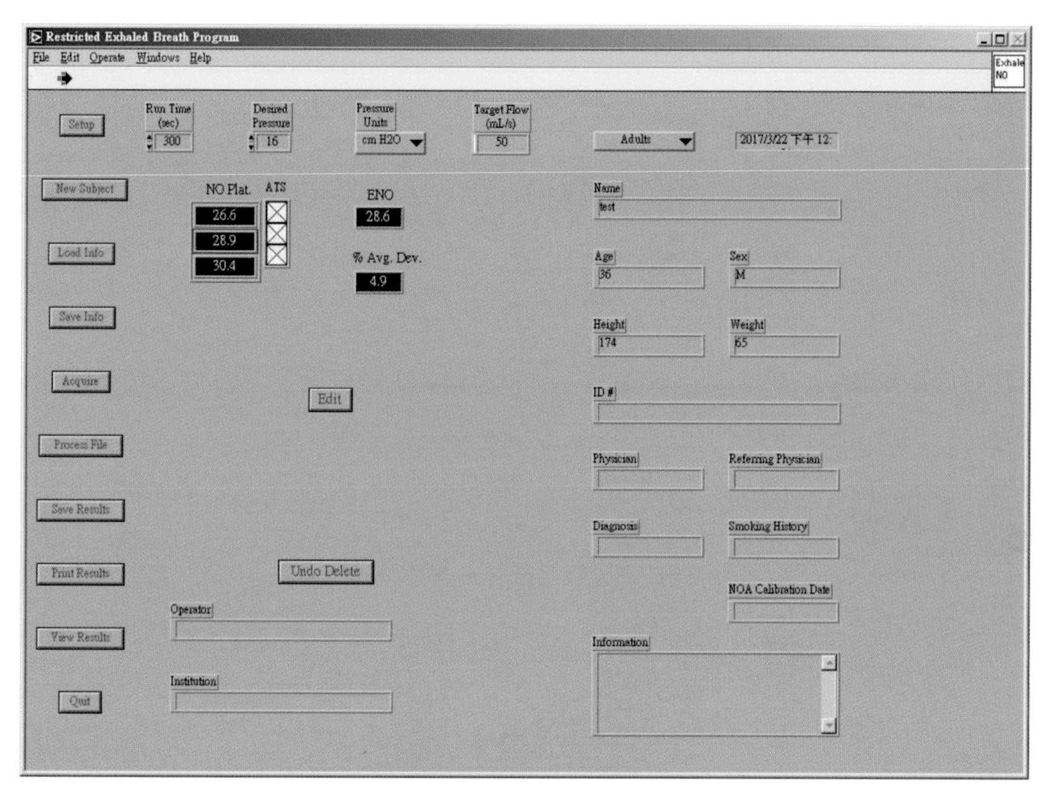

圖8.7　報告計算標準。

七、數據判讀

此檢查數據與血液檢查、生化檢查不同，此檢查數據沒有所謂的正常值、參考值，因爲經過統計發現，不具有任何病症的族群和有氣喘症狀的族群比較，在檢查結果的數據分布有部分重疊（斜線區）（圖8.8）[10]，因此，此項檢查不以參考值進行判斷，而是採用域值（cutoff值）的方式評估。

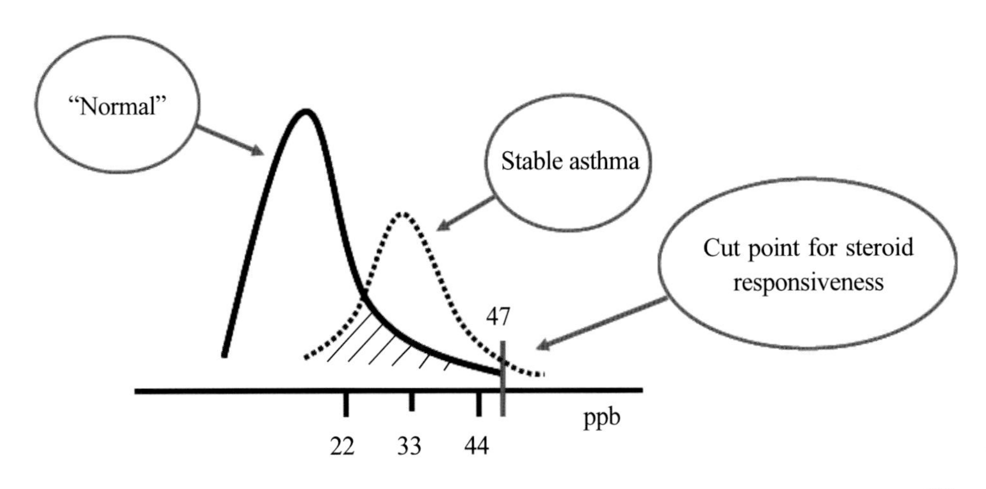

圖8.8　非氣喘族群與穩定氣喘族群的吹氣一氧化氮分布及類固醇反應性的最佳點[10]。

八、臨床意義

吹氣一氧化氮的濃度與呼吸道發炎有關，而發炎反應的途徑很多，其中真正會導致一氧化氮氣體濃度增加的是與嗜酸性白血球有關，有文獻指出，當吹氣一氧化氮的濃度大於26 ppb（圖8.9）[10]，就會高度懷疑受測者有氣喘的可能性，而氣喘的成因並不一定都是與嗜酸性白血球導致的呼吸道發炎有關，所以，某些與嗜酸性白血球無關的氣喘患者，一氧化氮的數據很可能會偏低。

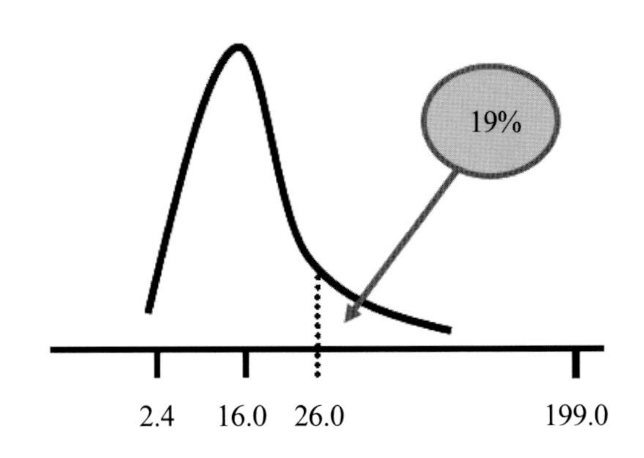

圖8.9　吹氣一氧化氮水平分布的示意圖[10]。

當成人數值低於25ppb或小孩數值低於20ppb：代表受測者不太可能有嗜酸性細胞導致的炎症，對皮質類固醇的治療反應不高；當成人數值介於25～50ppb或小孩數值低於20～35ppb：此時需參照臨床症狀加以輔助說明；當成人數值大於50ppb或小孩數值大於35ppb：代表受測者可能有嗜酸性導致的炎症，對皮質類固醇的治療有良好的反應（表8.2）。

表8.2　eNO檢測數值與炎症的相關性

	成人	小孩	判讀	類固醇反應
eNO檢測數值（ppb）	< 25	< 20	炎症可能性不高	不好
	25～50	20～35	需更多證據輔助	待評估
	> 50	> 35	炎症可能性高	反應好

一氧化氮測量的數據作爲氣喘患者氣道炎症的評估與監控時：若上次數值高於50ppb第二次數值有增加20%的增加，或上次數值低於50ppb而第二次數值有增加10ppb的增加時，可判定是炎症加重；若上次數值高於50ppb而第二次數值有降低20%以上，或上次數值低於50ppb而第二次數值有減少大於10ppb時，可判定是抗發炎治療反應有成效（表8.3）。

表8.3　eNO檢測數值與氣喘監控的相關性

臨床用途	第一次（ppb）	第二次（ppb）	判讀
氣喘監控	>50	增加20%	可能用藥控制不良，或至敏原未消除導致炎症加重
	<50	增加10	
	>50	減少20%	氣喘控制良好
	<50	減少10	

另一個用途可用在類固醇用藥的評估：當氣喘患者吹氣一氧化氮的濃度大於47ppb時，如這時停止或減少使用吸入型類固醇藥物，可能導致氣喘病情發生的機會較高；當吹氣一氧化氮的濃度小於22ppb時，降低或取消使用吸入型類固醇藥而不影響疾病控制的成功率較高。受測者吹氣一氧化氮的濃度大於47ppb時，無論是否診斷爲哮喘，對於吸入皮質類固醇的治療都有良好的反應。

影響這項檢驗的生理因素相當多，包含年齡（especially children < 12 yrs）、身

高、性別、飲食習慣、生活習慣（例如有沒有抽菸等等）都會影響：若爲男性或身高較高或年齡較長者，其吹氣一氧化氮濃度也相對較高（表8.4），目前醫生較傾向將此檢查結果作爲一個疾病的佐證與參考非確認診斷用。

表8.4　身高、年齡、性別與吹氣一氧化氮數據分析

Height (cm)	Age 25-49 yr		Age 50-75 yr	
	Women	Men	Women	Men
	Subjects without Atopy (n = 845)			
150-159	25	27	34	32
160-169	26	30	36	35
170-179	28	33	39	39
180-189	30	37	41	44
190-199	–	42	–	49
	Subjects with Atopy (n = 286)			
150-159	30	58	37	65
160-169	36	63	45	63
170-179	43	54	53	62
180-189	51	50	64	57
190-199	–	50	–	56

8.3 實際案例與重點複習

1. 下列情況何者對吹氣一氧化氮的檢查不會造成影響？

   A、硝酸鹽食物；B、支氣管擴張劑；C、咖啡因飲品；D、開水

2. 吹氣一氧化氮檢查數值若爲100ppb，與下列何者疾病有關？

   A、原發性纖毛運動障礙綜合症（PCD）；B、氣喘；

   C、慢性阻塞性肺病；D、愛滋病

3. 下列有關吹氣一氧化氮檢查的敘述：a、正常參考值爲20～50。b、吹氣過程成人需吹氣6秒以上。c、吹氣過程小孩需吹氣2秒以上。d、吹氣流速需控制在每

秒50毫升的速度或達到壓力16公分水柱。何者正確？

A、a+b；B、b+c；C、b+d；D、a+b+c+d

4. 吹氣一氧化氮檢查的方法，不包含下列哪種原理：

   A、電化學法；B、分光光度法；C、螢光偵測法；

   D、化學冷光法；E、三明治法

5. 吹氣一氧化氮檢查可於評估下列哪個問題？

   A、肺癌；B、呼吸道發炎；C、胃癌；D、食道發炎

6. 吹氣一氧化氮檢查至少需以符合ATS要求的方法操作幾次？

   A、2次；B、3次；C、4次；D、5次

參考文獻

1. Dennis J. Stuehr; Mammalian nitric oxide synthases. Biochimica et Biophysica Acta 1411 (1999) 217-230
2. American Thoracic Society. Recommendations for standardized procedures for the on-line and off-line measurement of exhaled lower respiratory nitric oxide and nasal nitric oxide in adults and children1999. Am J Respir Crit Care Med 1999;160: 2104–2117.
3. American Thoracic Society/European Respiratory Society. ATS/ERS recommendations for standardized procedures for the online andoffline measurement of exhaled lower respiratory nitric oxide andnasal nitric oxide, 2005. Am J Respir Crit Care Med 2005;171: 912–930.
4. Silkoff PE, et al; ATS workshop proceedings : exhaled nitric oxide and nitric oxide oxidative metabolism in exhaled breath condensate. Proc Am Thorac Soc. 2006 Apr;3(2): 131-45.
5. Olin AC, et al. Increased nitric oxide in exhaled air after intake of anitrate-rich meal. Respir Med 2001;95: 153–158.
6. Zetterquist W, Pedroletti C, Lundberg JO, Alving K.Salivary contribution to exhaled nitric oxide. EurRespir J 1999; 13 : 327±333.

7. Bruce C, Yates DH, Thomas PS. Caffeine decreases exhaled nitric oxide. Thorax 2002;57: 361–363.
8. Persson MG1, Zetterström O, Agrenius V, Ihre E, Gustafsson LE.Single-breath nitric oxide measurements in asthmatic patients and smokers. Lancet. 1994 Jan 15;343(8890): 146-7.
9. Nitric oxide analyzer NOATM 280i operation and maintenance manual. 2000 Dec 28.
10. Dweik RA, et al; American Thoracic Society Committee on Interpretation of Exhaled Nitric Oxide Levels (FENO) for Clinical Applications. An official ATS clinical practice guideline : interpretation of exhaled nitric oxide levels (FENO) for clinical applications. Am J Respir Crit Care Med. 2011 Sep 1;184(5): 602-15. doi : 10.1164/rccm.9120-11ST.

https: //www.birdhealthcare.com/catalogue/bedfont/bedfont---nobreath

第九章　漸進式來回穿梭步行測試

邱麗華

肺部復健是呼吸道疾病，如慢性阻塞性肺疾非藥物治療的方式，但治療的成效需要有數值才能作爲依據。本章節介紹漸進式來回穿梭步行測試，評估肺部復健成效的檢查工具、執行的過程以及注意事項。

9.1 前言

漸進式來回穿梭步行測試（incremental shuttle walking test, ISWT）是一種以步行為主的試驗，主要被運用在評估患者肺功能運動的耐受度，尤其是COPD患者。

在此測試中，會需要一個不被打擾的空間；地面平坦且不易滑倒的場地，兩個錐體，及一個音響設備。兩個錐體相距9公尺，受試者繞著兩個錐體外圈行走是10公尺的距離（如圖9.1）。一剛開始是以一個非常緩慢的步伐進行，從其中一個錐體開始出發繞著10公尺的路線行走，在測試開始後的第一個嗶鳴聲響起時，受試者必須走到對面的錐體。在下一聲嗶鳴聲時則移動回原來的錐體。每次的嗶鳴聲會逐漸變快，受試者需要以更快的速度行走，越來越快，直到無法跟上設定的速度，或者直到受試者喘不過氣。

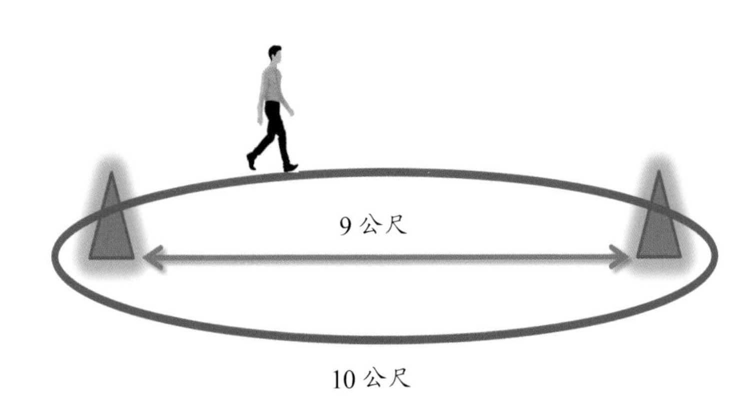

圖9.1　ISWT運動的示意圖。

9.2 設施的準備

執行此測試前，需檢視以下項目，以確保測試順利且安全的進行[1]：

1. 執行測試的團隊中是否有人受過心肺復甦訓練。
2. 是否有10公尺筆直平坦的步行走道。
3. 步行走道是否遠離醫院主要交通道且無障礙物。
4. 測試時是否在舒適的溫、濕度下進行。

5. 是否備有聽診器。
6. 是否備有血壓計。
7. 是否備有血氧監測儀。
8. 是否備有兩個錐體障礙物。
9. 是否備有測試用的錄音帶或CD。
10. 是否備有錄音帶或CD的播放器。
11. 是否備有計時器及計數器。
12. 是否備有氧氣鋼瓶設備。
13. 是否備有柏格量表（Borg Scale）。
14. 是否備有椅子讓受試者於測試後休息。

9.3 受試者的準備

經過醫師評估並充分說明及設備都齊全之後，受試者需做以下準備：

1. 穿著舒適的服裝和合適的鞋子進行測試。
2. 在測試前至少2小時不要過度運動，並盡量避免在測試前吃大餐。
3. 如果有處方的支氣管擴張劑，可以在測試前使用。
4. 在正式開始測試前至少要休息15分鐘。
5. 觀察並記錄以下數值：血壓、心率、血氧飽和度、呼吸困難指數（可使用柏格量表，請參閱第十章）

9.4 測試方法

當受試者、場地及各項設備皆完備後，便可準備進行測試。在受試者的手指上佩戴探頭，以便在測試過程中監測血氧和脈搏。

整個測試過程共有12個級別的速率，一趟10公尺的距離爲受試者由A錐體走到B錐體，每個級別大約是1分鐘，對於走路的速率及趟數皆有不同的要求，最剛開始的級別是非常緩慢的步行，從0.50公尺／秒開始，之後的級別速率會越來越快，最高可達2.37公尺／秒的步行速度（表9.1）。當完成一個級別之後，當中是沒有休息的，繼續下一個級別[1]。

在整個測試過程中，監測人員不提供任何鼓勵語。而監測的過程中可以使用的提示語如下：

1. 當一個級別要進入下一個級別，當嗶嗚聲響起時提示語：
   現在起請提升您的速度。
2. 當嗶嗚聲響起，受試者與應抵達的錐體距離少於0.5公尺時提示語：
   您的步伐不夠快，現在請嘗試追上速度。

當測試結束後的冷靜期，測試者可以緩慢地走幾趟，然後至少休息10分鐘。

表9.1　ISWT級別與結果對應表

級別	速度（m/s）	每趟所需時間（秒）	趟數	總距離（公尺）
1	0.50	20.00	3	30
2	0.67	15.00	4	70
3	0.84	12.00	5	120
4	1.01	10.00	6	180
5	1.18	8.57	7	250
6	1.35	7.50	8	330
7	1.52	6.67	9	420
8	1.69	6.00	10	520
9	1.86	5.46	11	630
10	2.03	5.00	12	750
11	2.20	4.62	13	880
12	2.37	4.29	14	1020

9.5 測試終止

當受試者出現以下狀況，則可終止測試[1]-[2]：

1. 受試者表示太喘無法行走。
2. 受試者已跟不上遞增的節奏：當嗶鳴聲已響起，而受試者離該抵達的椎體距離超過0.5公尺以上。
3. 受試者達到最高心律預估值的85%（最高心律＝210 – 0.65×年齡）。
4. 出現下列任何症狀時：
   (1) 胸口疼痛而無法排除心絞痛等心臟疾病。
   (2) 意識不清混亂或四肢缺乏協調能力。
   (3) 頭暈、臉色蒼白、換氣過度。
   (4) 腿部抽搐抽筋。
   (5) 血氧飽和度低於85%。

當測試終止時，觀察並記錄以下數值：

1. 血壓、心率、血氧飽和度、呼吸困難指數（柏格量表）。可以讓受試者坐在椅子上進行這些測量，但要注意的是，步行測試的前後記錄必須是在同一種體位下進行。
2. 休息兩分鐘後，再次記錄心率、血氧飽和度以評估恢復的速度。
3. 記錄受試者完成往返步行的總圈數及距離。
4. 記錄終止測試的原因，請受試者回答：您認爲是什麼原因使您跟不上「嗶」聲？

9.6 標準化紀錄

一致性的標準紀錄對於ISWT中蒐集有用的資料以利評估是很重要的。一般建議ISWT進行兩次，以排除因學習或其他因素而產生的誤差。在記錄結果上有以下的注意事項：

1. 當測式進行兩次時，記錄其中最好的成績。

2. 如果兩次測試是在同一天進行，每次測試之間需要間隔至少30分鐘的休息時間。
3. 狀況不佳的受試者可能無法在同一天進行測試，那麼，第二次測試的相隔時間建議最好不超過1週。
4. 所有的測試均需要在舒適的溫度和濕度的環境下進行。
5. 同一位受試者的所有測試必須在相同的走道進行，且兩個錐體障礙物需要分隔9公尺，圍繞錐體的步行距離為10公尺[2]。

9.7 結論

良好而完整的ISWT可以用來評估運動訓練計畫的有效性或者評估運動耐受性隨著時間的改變。

當同一位COPD受試者在前後次ISWT中，步行距離增加47.5公尺，可稱之為「稍微變好」，如果步行距離增加78.7公尺，則表示「變好」。[3]

在手術前的評估，ERS/ESTS（Europen society of thoracic surgeons）指南建議不能把ISWT單獨作為評估術後風險的指標，但可作為一個篩選試驗。如果受試者不能完成250公尺的步行距離，且$VO_2max < 10$ mL/(min · m2)，則手術風險偏高。而步行距離超過450公尺，且$VO_2max > 15$ mL/(min · m2)，則手術風險較低。研究發現，ISWT會低估 VO_2max，完成250公尺以上的患者有90%表現出$VO_2max > 15$ mL/(min · m2)，因此建議COPD患者不能完成心肺功能運動試驗（cardiopulmonary exercise testing, CPET）時，ISWT可作為篩選試驗[4]-[5]。

9.8 重點複習

1. ISWT中的兩個錐體相距為9公尺，而受試者圍繞錐體的步行距離為10公尺。
2. 對於ISWT過程，下列合者正確？
   a. 每個級別步行的速率，是從非常快再變非常緩慢。

b. 測試共有12個級別的速率，每個級別大約是1分鐘。

c. 當一個級別完成之後，當中可以視受試者情況給予休息再繼續下一個級別。

d. 當受試者呈現無法跟上節奏時，監測的技術人員可大聲給予加油鼓勵。

3. 當受試者出現下列何種狀況時，可終止測試？

a. 受試者主動表示太喘走不下去了。

b. 受試者明顯已跟不上節奏，當嗶嗚聲響起時，受試者離該抵達的椎體距離超過0.5公尺以上。

c. 血氧飽和度低於85%。

d. 受試者出現最高心律預估值的85%。

e. 以上皆是

參考文獻

1. Singh SJ, Morgan MDL, Scott S, et al. Development of a shuttle walking test of disability in patients with chronic airways obstruction. Thorax 1992; 47: 1019-24.
2. Singh SJ, Morgan MDL, Hardman AE, et al. Comparison of oxygen uptake during a conventional treadmill test and the shuttle walk test in chronic airflow limitation. Eur Respir J 1994; 7: 2016-20.
3. Rupak Singla, Richa Rai, Abhishek Anil Faye, Anil Kumar Jain, Ranadip Chowdhury, and Debdutta Bandyopadhyay. Reliability and validity of an audio signal modified shuttle walk test. Lung India. 2017 Nov-Dec; 34(6): 517-521.
4. Swinburn CR, Wakefield JM, Jones PW. Performance, ventilation, and oxygen consumption in three different types of exercise test in patients with chronic obstructive lung disease.Thorax.1985 Aug; 40(8): 581-586.
5. Léger LA, Lambert J. A maximal multistage 20-m shuttle run test to predict VO2 max. Eur J Appl Physiol Occup Physiol.1982; 49(1): 1-12.

第十章 六分鐘步行運動測試

楊千梅

如同第九章，六分鐘步行運動（Six-Minute Walk Test, 6MWT）也是肺部復健重要的評估工具。本章節可提供此項檢查的過程、執行的注意事項，以及最後報告的呈現方式事項。

10.1 前言

測量6分鐘內病人所行走的最大距離，可反映肺及心血管功能、神經肌肉運動耐力、心跳等運動生理數值，亦可估測有無動態過度充氣（dynamic hyperinflation）的狀況[3]。這項檢查被廣泛用於臨床試驗和心肺康復的結局指標[5]。6MWT由B. A. Balke於1963年開發，用於評估功能性能力。已對時間步行的不同變化進行了測試，並建議以6分鐘計時步行測試[4]。

10.2 適應症

1. 評估對藥物或肺部復健治療的成效，如慢性阻塞性肺疾病（COPD）、間質性肺病（interstitial lung disease, ILD）。
2. 評估是否有活動時氧氣飽和度不足的狀況，作爲氧氣治療與衛教指導的依據。
3. 手術前後的評估，如肺切除或肺移植。
4. 協助鑑別運動時呼吸困難的原因及評估嚴重度。

10.3 禁忌症

1. 前一個月內曾發生不穩定心絞痛、心肌梗塞或高血壓（靜息心律 > 120，收縮壓 > 180mmHg或舒張壓 > 100mmHg）。[5]
2. 心臟動脈瘤或主動脈瘤。
3. 心肌炎或心包膜炎。
4. 最近發生肺或全身性栓塞。
5. 持續性呼吸急促、呼吸困難。
6. 持續性低血氧（血氧飽和度低於85%）。
7. 腿部抽筋及嚴重腿部肌肉疲勞。

10.4 執行方法[1、2、5、8]

一、場地

一條長而平坦硬質的長廊，最好選擇人跡罕至處。長度25～30公尺（每隔3公尺有一標誌，起始點與轉折點各立一個三角錐）（圖10.1）。

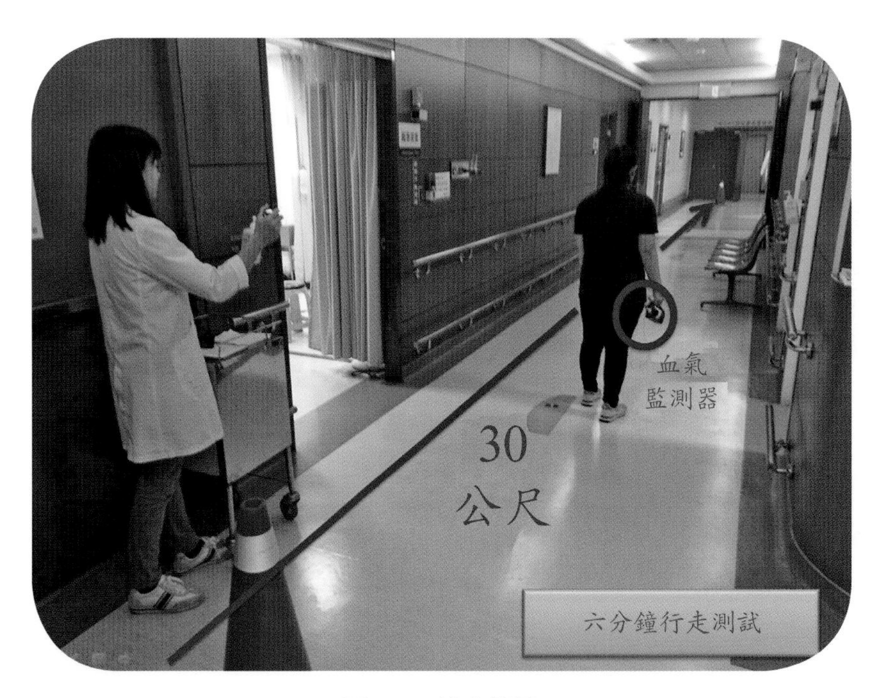

圖10.1　檢查情境。

二、必需設備

1. 計時器（圖10.2）。
2. 圈數計數器（圖10.2）。
3. 三角錐×2（用來標示起始點與轉折處）。
4. 攜帶式血氧監測機（圖10.2）。
5. 血壓計。
6. 椅子。
7. 記錄本。

8. 牆上氧氣。
9. 肺功能機器。

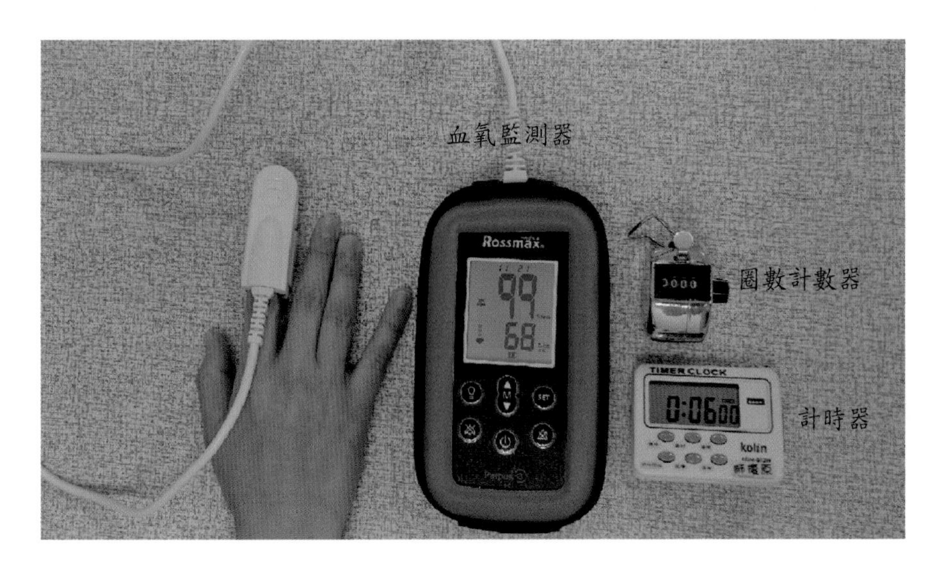

圖10.2　血氧監測器。

三、受試者準備項目

1. 穿著合適衣物。
2. 舒服合適的鞋子。
3. 受試者可攜帶平日所用之助行器。
4. 平日服用的藥物亦可繼續服用。
5. 開始運動前兩小時內不得有劇烈之運動。

四、測量前

1. 如需重複檢查請於另日之同一時間點完成，以避免時間差異的影響。
2. 不需熱身運動。
3. 執行肺功能FVL（前測），可參考4.3章節。
4. 走路測試開始前需坐在起始點的椅子上休息至少10分鐘，利用這個時間點測量血壓、脈搏，排除禁忌症，並確認衣服及鞋子是否恰當。

5. 給予病人接上血氧監測機，先測基準點的心跳及血氧飽和度。
6. 先將所有需用儀器準備妥當（如圈數計數器歸零，計時器定6分鐘、三角錐放置）。
7. 請受試者起立，並以柏格量表（Borg Scale）（表10.1）確立病患呼吸困難及疲勞度之基本值。
8. 與受試者一起移往起始點。
9. 指導受試者下列步驟：
   (1) 請盡可能用最快的速度在此長廊來回步行6分鐘，請盡最大的能力來完成這項運動。
   (2) 告知病人在6分鐘步行運動中，可能會因爲喘覺得氣力耗盡，若喘至無法忍受或身體不適，立即告知工作人員，即可停下來休息。當症狀緩解，在可接受的範圍內，繼續執行測試。
   (3) 請以三角錐爲軸心，毫不猶豫地來回步行，我現在示範一遍，請看我以三角錐爲軸心的轉彎方式。
   (4) 準備好了嗎？我要開始使用計數器開始幫你計算，請記得以最快速度完成6分鐘步行，但不能慢跑或跑。
   (5) 準備好了就開始囉。

表10.1　柏格量表

分數		
0	沒感覺	nothing at all
0.5	極度輕微	minimal
1	非常輕微	Very weak
1.5		
2	輕微	weak
2.5		
3	中度	Moderate
4		
5	嚴重	Strong
6		

分數		
7	非常嚴重	Very strong
8		
9	極度嚴重	Extremely strong
10	最嚴重	Maximal
11		
		absolute maximun
⦚ ●		highest possible

五、檢查中

1. 請受試者站在起始點上，檢查員也站在起始點上，整個檢查進行中檢查員都站在此處，不要陪受試者走（會干擾病患）。當受試者一開始運動，同時按下計時器。
2. 整個檢查過程中不要對任何人講話，以平穩的口氣講出以下的標準鼓勵句子。注視受試者，不要因分心而漏計的圈數。每當受試者回到起始點時，按一下圈數計數器。要讓受試者看到你做這個動作，所以要用身體語言誇大這個動作，就像賽跑時開賽用計時器那樣。
   (1) 運動1分鐘後，請跟病患說（以一慣的口吻）：你做的很好，還有5分鐘喔。
   (2) 當計時器顯現剩餘4分鐘時，請告知病患：請繼續好好的運動，還有4分鐘喔。
   (3) 當計時器顯現剩餘3分鐘時，請告知病患：做的很好，你已經完成一半了喔。
   (4) 當計時器顯現剩餘2分鐘時，請告知病患：請繼續好好的運動，只剩2分鐘了喔。
   (5) 當計時器顯現剩餘1分鐘時，請告知病患：做的很好，只剩1分鐘了喔。
   (6) 當計時器還剩15秒時，請告訴受試者，待會兒我會告訴你停止。當我說停止時請就地停止，我會走向你。
3. 詢問柏格量表，記錄病人的心跳及血氧飽和度。

4. 執行肺功能檢查FVL（後測）。

六、補充

1. 不要用其他任何話語或身體語言鼓勵受試者。
2. 如果受試者於檢查中途需停止休息，請告訴他：你可以靠著牆或坐在椅子休息一下，當你覺得可以時，再繼續運動。但計時器請勿停止計時。如果受試者在6分鐘內就拒絕再繼續（或是你決定不讓他繼續運動），此時記錄停止時間、停止原因及柏格量表，情狀允許請立即執行肺功能檢查（FVL）。

七、檢查後

1. 記錄血氧及脈搏。
2. 計錄計數器的圈數。
3. 記錄最後增加的公尺數，並加總所有的運動里程，以公尺為單位。
4. 完成6MW報告格式（表10.2），完成6MWT FVL報告（圖10.3）。
5. 透過肺功能檢查圖形可以評估患者有無過度充氣情形（圖10.4）。

表10.2　6分鐘步行運動報告格式

病歷號：＿＿＿＿＿　姓名：＿＿＿＿＿＿　床號：＿＿＿＿＿　□男 □女

臨床診斷：＿＿＿＿＿＿＿＿＿＿＿＿　檢查日期：＿＿＿＿＿＿＿＿

檢查項目：Exercise Test 6 minute　報告日期：＿＿＿＿＿＿＿＿

檢查結果：

	MHR/THR	HR	SaO2	Distence	METS	O2 Cost	Borg scale	O2 L/MIN	BP
Pre-exe									
Post-exe									

	FVC	FVC %	FEV1	FEV1 %	FEV1/FVC %
Pre-exe					
Post-exe					

☆Special Finding

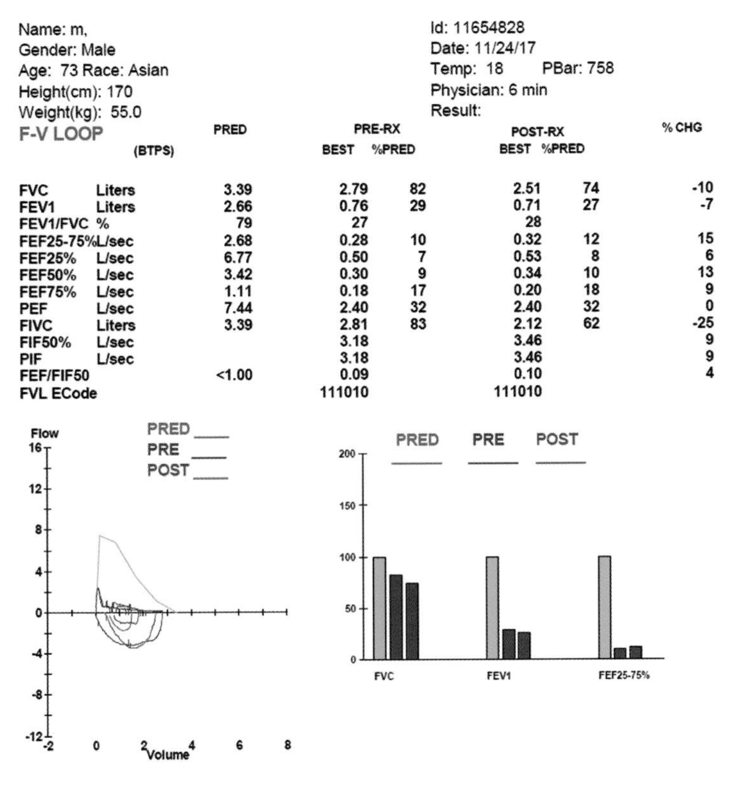

Name: m,
Gender: Male
Age: 73 Race: Asian
Height(cm): 170
Weight(kg): 55.0

Id: 11654828
Date: 11/24/17
Temp: 18　PBar: 758
Physician: 6 min
Result:

F-V LOOP (BTPS)

		PRED	PRE-RX BEST	PRE-RX %PRED	POST-RX BEST	POST-RX %PRED	% CHG
FVC	Liters	3.39	2.79	82	2.51	74	-10
FEV1	Liters	2.66	0.76	29	0.71	27	-7
FEV1/FVC	%	79	27		28		
FEF25-75%	L/sec	2.68	0.28	10	0.32	12	15
FEF25%	L/sec	6.77	0.50	7	0.53	8	6
FEF50%	L/sec	3.42	0.30	9	0.34	10	13
FEF75%	L/sec	1.11	0.18	17	0.20	18	9
PEF	L/sec	7.44	2.40	32	2.40	32	0
FIVC	Liters	3.39	2.81	83	2.12	62	-25
FIF50%	L/sec		3.18		3.46		9
PIF	L/sec		3.18		3.46		9
FEF/FIF50		<1.00	0.09		0.10		4
FVL ECode			111010		111010		

圖10.3

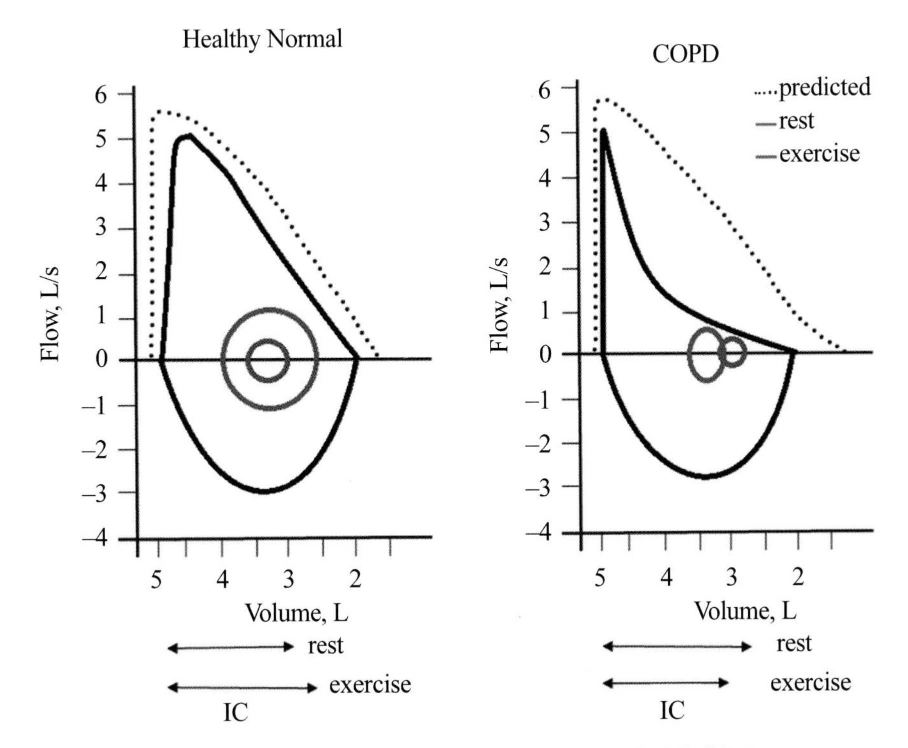

圖10.4　肺功能圖形可評估是否有肺部過度充氣狀況。

右圖：運動後IC下降，表示有肺部過度充氣狀況。

10.5 重點複習與練習

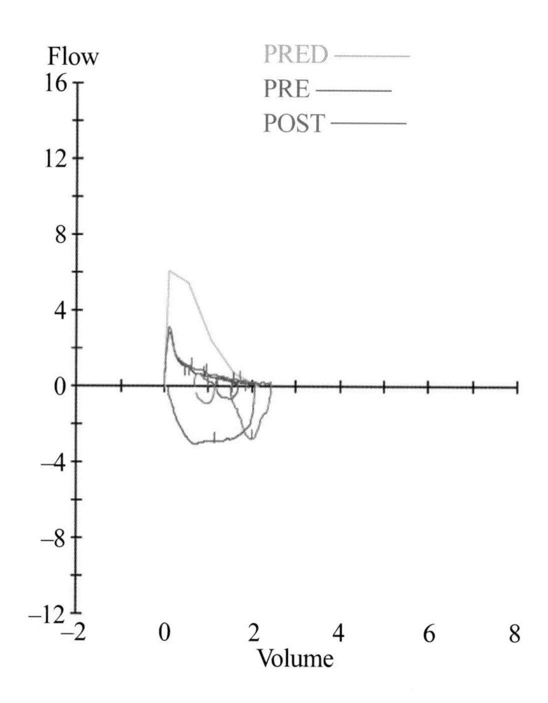

此圖形有無過度充氣的情形？

參考文獻

1. What Can be Learned in 6 Minutes? 6-Minute Walk Test Primer and Role in Pulmonary Arterial Hypertension. Available from http://www.phaonlineuniv.org/Journal/Article.cfm ? ItemNumber=812
2. Guidelines for the Six-Minute Walk Test. Am J Respir Crit Care Med Vol 166. pp 111-117, 2002.
3. Inspiratory Capacity, Dynamic Hyperinflation, Breathlessness, and Exercise Performance during the 6-Minute-Walk Test in Chronic Obstructive Pulmonary Disease.Am J Respir Crit Care Med Vol 163. pp 1395-1399, 2001.
4. Balke B. A simple field test for the assessment of physical fitness. Rep Civ Aeromed

Res Inst US.Rep Civ Aeromed Res Inst US.1963 Apr:1-8.

5. The 6-minute walk test: how important is the learning effect?Am Heart J.2003 Jul;146(1):129-33.
6. Exercise and the IC, EELV and Vt/IC ratio. Available from https://www.pftforum.com/blog/exercise-and-the-ic-eelv-and-vtic-ratio/
7. Pulmonary Rehabilitation Toolkit - Six-Minute Walk Test. Available from http: //www.pulmonaryrehab.com.au/index.asp?page=19.
8. Erratum. ATS Statement: Guidelines for the Six-Minute Walk Test. Available from: https://doi.org/10.1164/rccm.19310erratum

第十一章 無線感測網路在下肢走路運動之應用

溫志煜

遠端醫療可減少病患就醫的交通成本及增加介入的頻率。本章節將第九章的檢查理論發展成爲遠端肺部復健的模型，透過無線感測網路以及人工智慧的模糊理論，建構隨時隨地可用的遠端即時心肺復健模組；此可讓我國最強的電子科技運用在醫療發展上，也可激盪工程背景的專業人員對於醫材發展的思索。

肺部運動是COPD患者非藥物的重要治療方式。爲了減少往返醫院的交通成本，以及增加訓練頻率的效果，此章節將探討如何在醫療院所以外的區域，應用模糊邏輯控制（fuzzy logic control）與無線感應器網路，以實現普適性（pervasive）的下肢走路運動訓練，成爲肺部復健的方法。基於患者的安全考量， 提出了CARSE協定，包含：系統校準（calibration）、復健訓練的前置準備（rehabilitation）、安全監測（artifact/safety）和終結點執行的決策（end-point），進而協助遠端醫療團隊進行運動訓練的調整和監控。此訓練系統的設計著眼於超載原理（overload principle）的運用和安全的鍛鍊培養模式，以期能控制和緩解症狀。最後，透過案例研究、模擬分析和系統雛型的實現，對復健系統進行系統性能的驗證。實驗結果顯示，相較於傳統的復健方式，CRASE 演算法具有較佳的調整訓練強度能力，並能提供更安全的復健環境。

11.1 導言

COPD是肺功能和呼吸道功能逐步衰退的慢性疾病[1]。運動訓練是COPD患者肺部復健（pulmonary rehabilitation, PR）的重要治療方式。強度、頻率、鍛鍊被認爲是訓練效果的主要決定因素[2]。一般來說，復健訓練建議維持在培訓敏感地帶，亦即落在最大心跳率（MHR = 220 – 年齡）的70%～90%的區段[3]。最新的國際治療指南指出，早期引進的醫護關懷和藥理管理將有助於提高生活品質和減少急性加重期發生的頻率[4] [5]。

PR是復健管理的重要組成部分，被廣泛認爲是治療COPD的有效治療方法[6] [7]，旨在控制和緩解症狀，優化呼吸道功能，並減少健保資源的使用。整個復建管理包括教育、運動訓練、病患心理的調適、營養支援等，並以此針對患者慢性呼吸系統的治療狀況進行成果評估[2], [8]。爲了評價COPD的治療效果，ISWT和6分鐘步行試驗是經常使用的評估方式[9]-[12]。以ISWT爲例（請參閱第九章），在ISWT的初始過程中（階段1），受測者以30公尺／分之間步行速度於兩個圓錐體走10公尺的距離（圖9.1）。在每次的增量穿梭運動中，步行速度增加10公尺，直到速度達到140公尺／分鐘作爲訓練中止（階段12）的警示。運動終結點的測試在於患者急促的呼吸，步伐太短或無法在有限的時間完成穿梭運動[13]。

符合訓練超載原則[14]，但因其缺乏彈性的訓練終止準則，可能無助於改善病患最大攝氧量（VO_2 max）的表現。因此，基於ISWT的概念，我們結合無線感測網路和模糊控制的特點，制定一個適應式運動訓練（adaptive shuttle walking, ASW）模型的機制（如圖11.1所示），以期能自我調整穿梭運動的強度，同時配合系統校準、復訓練的前置準備、安全監測和終結點執行的決策協定，協助病患在ISWT過程中，優化其復健訓練的終結點，並運用自然語言變數，如「心跳太快」和「行走太慢」等的描述，輔助模糊控制法則的制定，進而讓病患能在安全的運動環境下，提升肺部復健計畫的成效。

本章節內容架構如下：第二節針對相關文獻做一通盤性討論。第三節描述系統模型，藉由模糊控制與感測網路的應用結合，推論出一種自我調整的分散式解決方案。第四節介紹系統體系結構的復健環境。第五節呈現復健協定的性能表現。最後，第六節做出總結，並提出未來的研究方向。

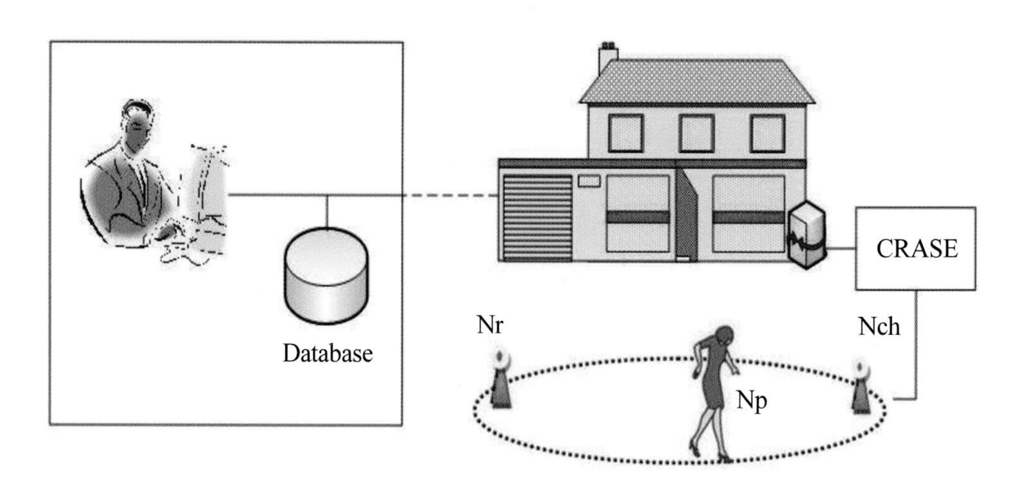

圖11.1　ASW 模型的環境。

11.2 文獻探討

所提出之穿梭運動系統與以下之研究子領域相關：(1)運動訓練和ISWT測試；(2)無線感測網路；(3)模糊邏輯控制的應用。在ISWT測試和運動訓練方面，ISWT

被認爲是比6MWT在運動耐量的評價上更有效的運動試驗[12]。此外，Leung等人[15]與Wenger等人[16]的研究顯示，增強耐力行走能力與執行地面的增量步行訓練將有助於COPD的治療。然而，現有的文獻研究並未提供自我調整控制運動強度的機制和保護病患在耐力訓練敏感帶的安全防護措施。因此，爲了執行適當強度的運動訓練與滿足每個病人的療程需求，訓練強度、復健頻率和持續時間的制訂，建議應以自我調整之超負荷原則作爲依據，實施具備安全考慮的步行穿梭運動， 進而達到提高VO_2與改善心肺功能的目的。

在感測網路方面，感應器的主要功能爲：(1)無線感測收發器之間的距離量測；(2)測量重要的生理信號；(3)執行模糊控制的運動訓練。對無線感測收發器之間的距離量測，可以權衡系統設計和估測精度的複雜性以決定量測的技術。可利用的技術有：時間的到來（TOA）、到達時間差（TDOA）、到達角估計（AOA）或接收信號強度（RSS）測量的信號[17] [18]。此外，測量病患的重要生理信號可以作爲安全監測的參考基準[19]。基於以上步行的距離資訊和所蒐集的生理信號，感測節點將整合及解讀相關資訊，並透過模糊邏輯控制進行肺部復健訓練的指導。

對於模糊邏輯控制應用程式，Nemoto等人[20]認爲模糊演算法有可能從病人的生命體徵，進行壓力控制，以支援呼吸道通氣的測量。Hatzakis和Davis[21]應用模糊邏輯基礎開發模組化元件，以診斷新生兒的肺部疾病。Tzavaras等人[22]開發和評估模糊神經網路控制器，利用非侵入性的方法獲得病患的適當通氣量和呼吸頻率，以完成COPD患者的呼吸機設置。值得注意的是，這些工程重點放在模糊邏輯和機械通氣。雖然心率調控運動[23][24]中提出了幾種模糊邏輯規則，其模糊控制機制並不適合COPD患者實現自我調整的運動訓練。相較之下，本系統設計理念認爲應同時考慮超載原則和敏感區域（最大心跳率MHR 70%～90%），故提供了以下關鍵功能和貢獻：(1)與網路傳感和控制，利用CRASE協定允許患者履行以家庭環境爲基礎的運動訓練；(2)與傳統的ISWT相較，擬議的CRASE協定包括超載原則和工作負荷區內培訓敏感，考慮成本效益的潛力、運動的強度、頻率和持續時間，以優化穿梭行走終點和提高患者的最大攝氧量；(3)本系統可成爲COPD患者實施有效行使培訓系統之設計基礎。

11.3 CRASE 協定

本節介紹CRASE協定。運動訓練系統由四種不同的節點組成：叢集首（cluster head）節點、參考感應器節點、生理感應器節點和叢集成員（cluster member）節點。其中每個節點具有類比／數位轉換器、微控制器、資料存儲、射頻和I/O介面等單元，以作爲一個基本運作的模組。

11.3.1 運動訓練之計畫

COPD的病患透過無線感測網路和模糊邏輯控制（如圖11.2所示）進行運動訓練。經由 CRASE 協定的引導，自動執行系統標定和指示病患進行運動訓練，鼓勵其延長行走距離以改善 VO_2 max。在復健階段，運動訓練的強度級別和相應的運動行爲由模糊控制單元和CRASE 協定的輸出來決定。如果系統從模糊控制機制檢測到任何安全風險（例如 MHR 95%以上），該系統將進入「恢復」階段，並指導病人逐漸停止運動。因此，該模型將安全及運動訓練做平衡地考量。

11.3.2 模糊控制

此小節介紹模糊控制方案的設計原理。變數1“MHR %”由物理感應器節點（Np）估計，變數2「ΔV」則透過 cluster head 節點（Nch）得知引導節拍與步行速度的差異。上述兩個變數將作爲模糊系統的輸入參考資訊，進而由模糊系統的輸出提供運動訓練的控制培訓進程。當病患的心率達到了 90% MHR 或急劇下降，應建議系統進入休息檢查階段或調整至較低的訓練強度。相反的，若病患的心率在訓練敏感區（70%～90% MHR），呈現出維持或引導節拍較快的步行速度，則可維持現階段之訓練強度，或提升到一個更高的運動強度。

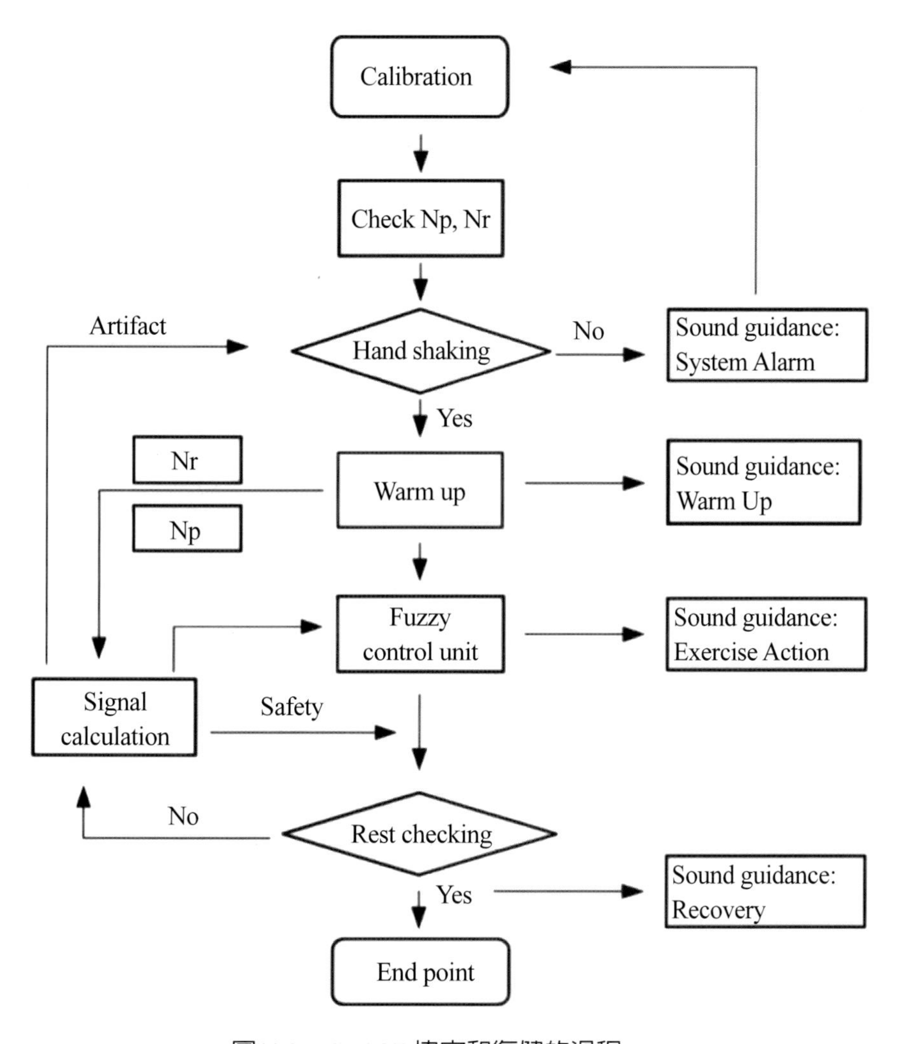

圖11.2　CRASE 協定和復健的過程。

關於模糊控制的輸入、模糊輸出和模糊規則如下所述。

一、模糊輸入

1. 模糊輸入1是MHR訓練敏感性區域[3]中的百分比。將其界定爲四個範圍：VS = 很慢，S = 慢，F = 在目標心率區域境，TF = 太快[13]。
2. 模糊輸入2是引導節拍與步行速度的差異。將其界定爲三個範圍：N = 很慢，S = 勉強跟上，P = 速度超前[13]。

二、模糊輸出

模糊輸出是「規範」每分鐘平均復健運動的參考節奏：

1. 檢查（Check）：在訓練之前，應檢查 Np 或 Nr。
2. 停止（Stop）：終止運動訓練（例如：到達終點或因安全考慮而終止訓練）。
3. 維持（Maintain）：維持目前訓練強度。
4. 降階（Down）：降低一個訓練強度。
5. 升階（Up）：增加一個訓練強度。
6. 跳階（Up_Jump）：增加了兩個階段的運動節奏。

CRASE的三維表面如圖 11.3 所示，與模糊控制之輸入 1、輸入 2及輸出有關。請注意，輸入 1 是 MHR 百分比，輸入 2 是復健和步行速度之間的區別，而輸出則是建議實施的復健運動訓練強度。

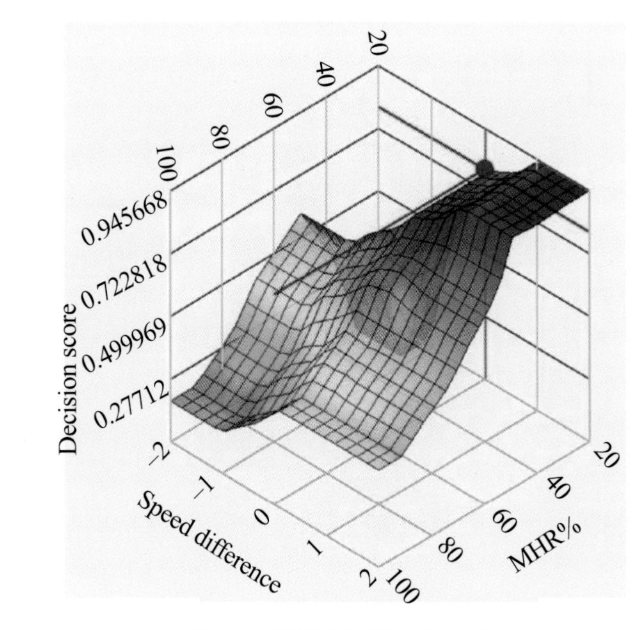

圖11.3　三維表面的 CRASE。

三、模糊規則

基於敏感性訓練區和超載原則，我們以模糊邏輯機制之輸入函數與輸出函數的 IF-THEN 規則對應關係（表11.1）。例如，假若 MHR（%）是 F 和 ΔV（米／秒）是 P，則輸出（即運動的訓練強度）爲維持目前訓練強度。透過 CRASE 協定自動執行系統標定，可以指導病患以合理的節奏，鼓勵延長行走距離，以達到改善病患 VO_2 Max 的目標。

表11.1　模糊規則與 ΔV（米／秒）和 MHR（%）

	TF	F	S	VS
N	Stop	Down	Maintain	Check
S	Down	Maintain	Up	Up
P	Down	Maintain	Up_Jump	Up_Jump

11.4 系統體系

本章節以無線感測網路與 CRASE 協定爲基礎，利用系統雛型執行自我調整穿梭運動（圖11.4），並驗證所提出穿梭運動模型之可行性。以下簡述系統雛型之硬體平臺、韌體平臺和軟體平臺。

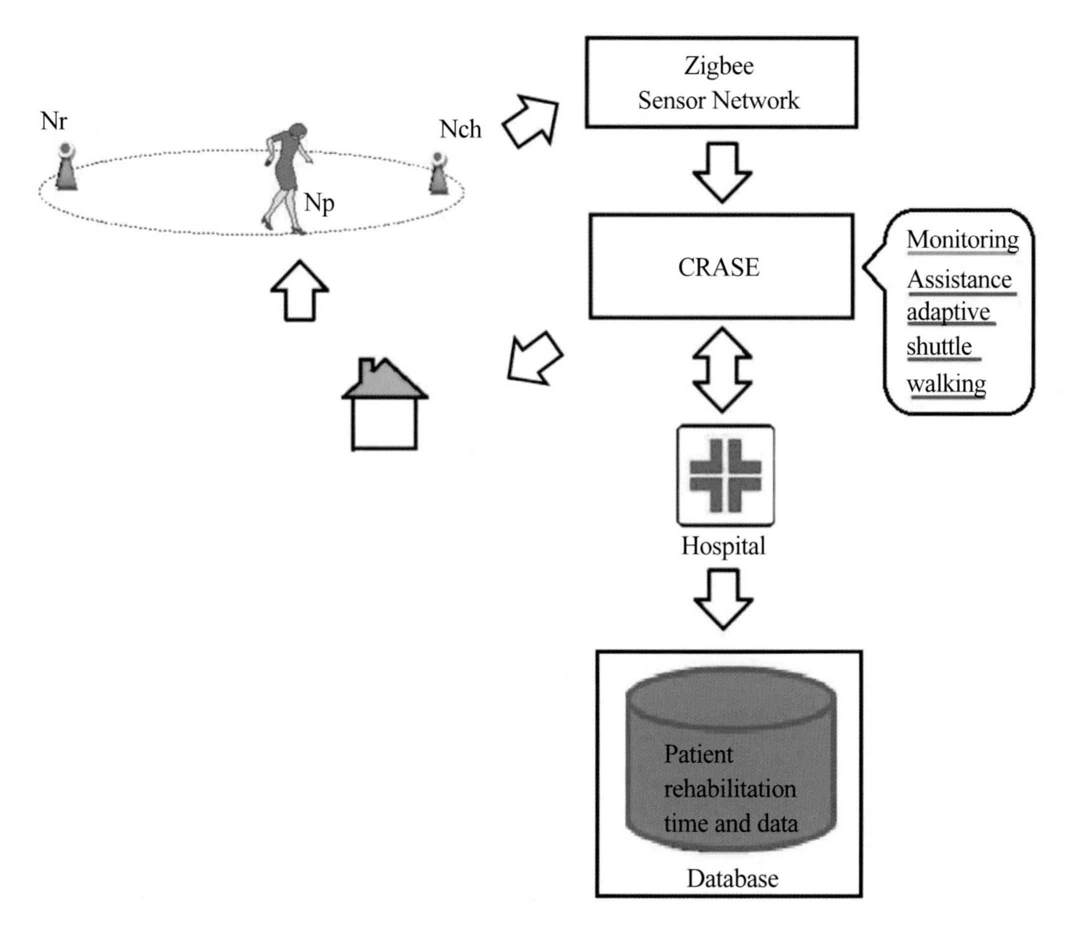

圖11.4　系統體系之結構概述。

11.4.1 硬體平臺

系統硬體由兩部分組成：ZigbeX mote 平臺[25]和XScale DMA NAV270 嵌入式平臺的閘道[26]。如圖11.5 所示，ZigbeX mote 平臺包括 ZigbeX 感測器，超音波感應器模組和生醫感測器模組。ZigbeX 感測器由微控制器（ATmega128L）、無線通訊晶片（CC2420）、感應器、天線所組成，而系統部分則包括程式設計和資訊交換與PC主機的介面。圖11.5（頂部），圖11.5（左下）和圖11.5（右下）分別顯示 ZigbeX 感測器、ZigbeX USB ISP 模組（Nsink），以及一對超音波感應器，其中超音波模組爲距離測量之主要結構。生醫感測器模組元件包含紅外線與心電圖模組（圖11.6）。其中，心電圖由三個電極線RL（右腳）、LA（左手臂）和 RA（右手臂）所組成，由於走路運動很容易受肢體干擾，且目的在蒐集穩定的心跳，因此，電極位置分別修正置於左右鎖骨中間下方、左手下垂沿線與第五肋間處，並將前腰感應器模組定義爲超音波測距模組（Nr），而手背感應器模組則爲生醫感測器模組（Np）。

系統共有四種節點：Np 節點（配備了ZigbeX感測器和生醫感測器模組）、Nsink節點（裝備了ZigbeX的USB ISP模組）、Nr 節點（Nr1與Nr2：配備了ZigbeX感測器和超音波感應器模組）及Nch 節點（配備了ZigbeX感測器和超音波感應器模組）。當一個病人走向Nch節點，前腰Nr2與Nch 節點進行測距的任務。同時，Nch和 Np 節點則擷取生醫信號，將其取樣的資料發送到Nsink，進一步轉讓通過閘道到伺服器的資料。

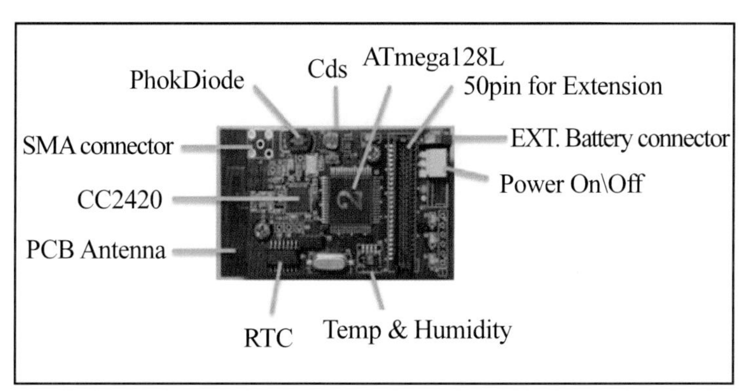

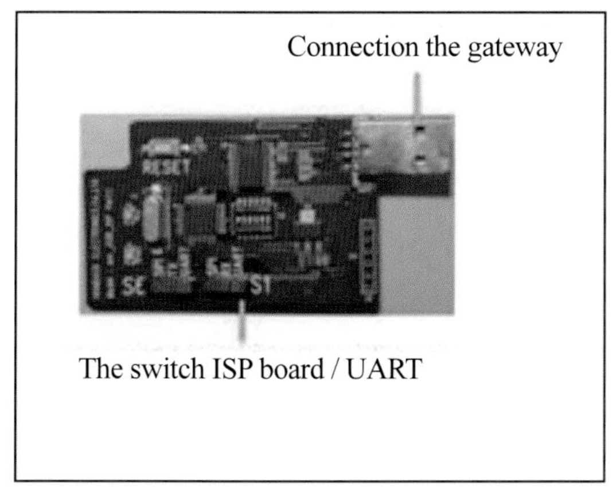

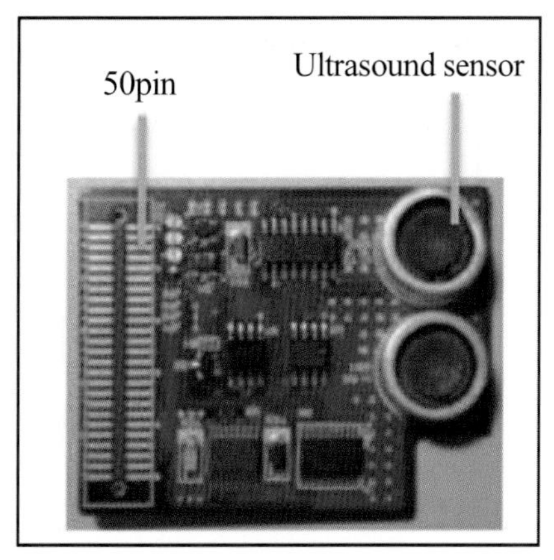

圖11.5　ZigbeX模組（頂部）；ZigbeX USB ISP模組（左下）；超音波模組（右下）。

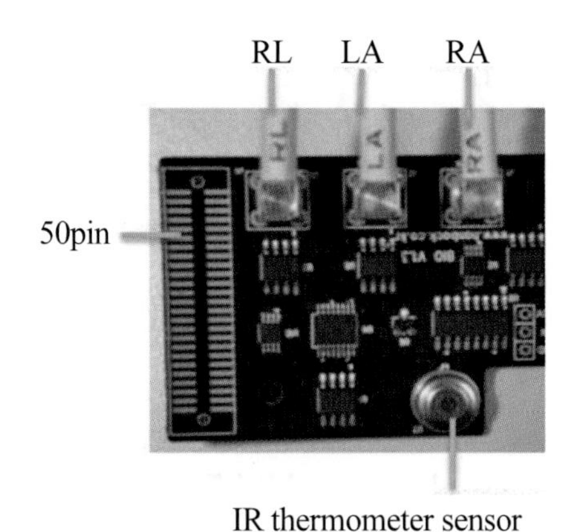

圖11.6　生醫感測器模組。

11.4.2 韌體平臺

韌體平臺規範了超音波模組和生醫感測器模組的操作。超音波模組操作程序說明如下：

1. 移動節點 Nr2 啓動量測距離的任務，併發送一條請求訊息。
2. 節點Nr1接收到測距請求訊息，並回覆確認（ACK）訊息。
3. 移動節點 Nr2 接收ACK後，開啓超音波模組，發送超音波脈衝，並開始啓動用於回應超音波脈衝之計時器。
4. 移動節點 Nr2 測量距離並將測量結果（包括距離資訊和超音波感應器ID）回傳到節點Nch和節點Nsink。

至於生醫感測器模組的運作，則是利用生醫感測器節點Np連續監測測量病人的心率。同樣地，測量結果回傳到節點Nch和節點Nsink。

11.4.3 軟體平臺

圖11.7顯示了軟體系統的資訊流。在初始階段，系統會利用Winsock和MySQL[27]接收從閘道所傳送的資料和系統訊號處理的結果。基於病人的行走速度和實體信號，執行模糊控制操作和處理的結果（例如運動訓練水準）和物理資料將

顯示在使用者的圖形介面（GUI）。同時，基於模糊控制的輸出，系統廣播聲音以指導病人來調整其相應階段的行走速度。

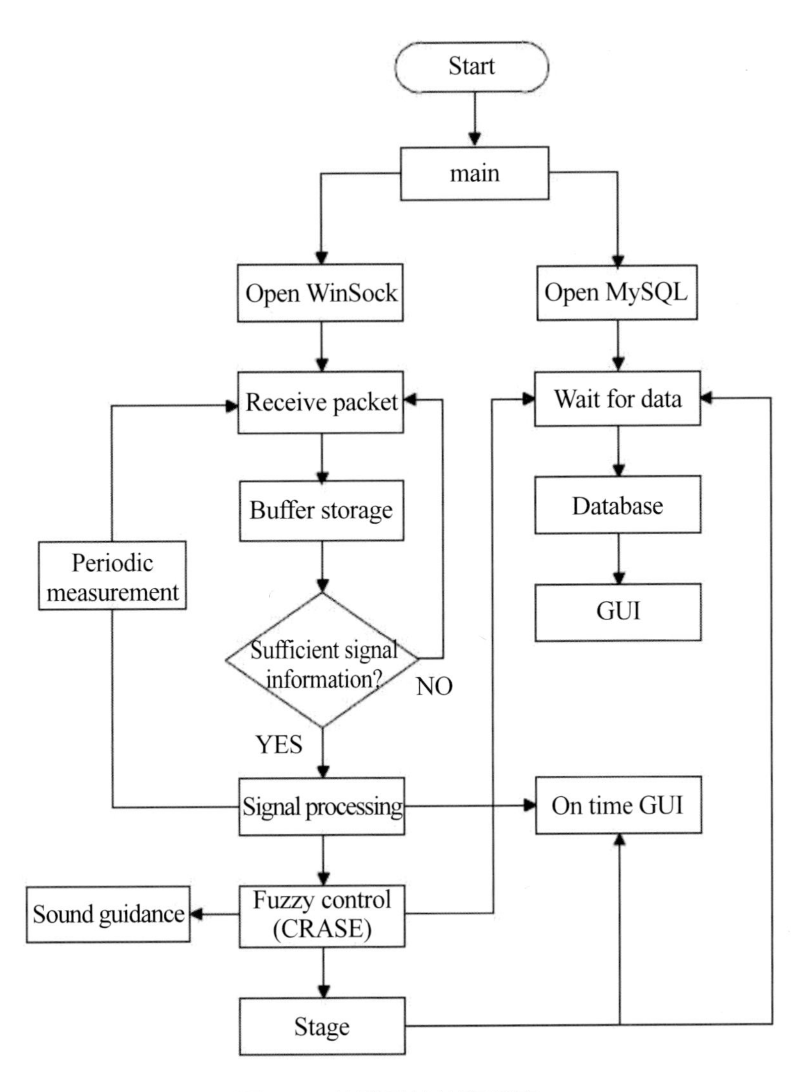

圖11.7　軟體系統的資訊流。

11.5 系統效能評估

爲評估系統的正確性和有效性，並進一步審查自我調節運動訓練水準的能力，本節將以案例作爲研究和模擬分析系統的效能。此外，運用一個概念性的雛型平臺，驗證自我調整運動訓練的可行性。

11.5.1 案例研究

為了說明CRASE協定的表現，以兩個常規執行 ISWT 病患的眞實生理資料作為輸入，進而驗證系統在運動訓練水準和安全問題的正確性。

• 案例一

此個案為68歲男性，其最大心跳率為MHR = 152。在常規的 ISWT 訓練中因呼吸急促結束測試。圖11.8 顯示個案步行距離 375 公尺（階段7）與訓練時間為 250 秒；在人工監測下，心率在第 220 秒時達到每分鐘 222 次，已超過最大心跳。然而，應用 CRASE 協定於病患眞實記錄的生理資料時，系統做出的運動強度建議在階段1、2、3和4時皆為「升階」。在第190 秒時因心率的突升，應執行運動過程的安全檢查。因此，CRASE 輸出進入階段 6 之前，應「降階」，且在第255 秒應該「停止」。因此，建議的 CRASE 顯示輸出的階段S1、S2、S3、S4、S5、S6分別為「升階」、「升階」、「升階」、「升階」、「降階」和「停止」。由於常規的ISWT運動終止原則，大多依賴行走的距離或是病患的呼吸過於急促作為判斷，因此，即使病患的HR遠高於MHR，常規的ISWT運動仍持續進行，此乃高風險的狀態。

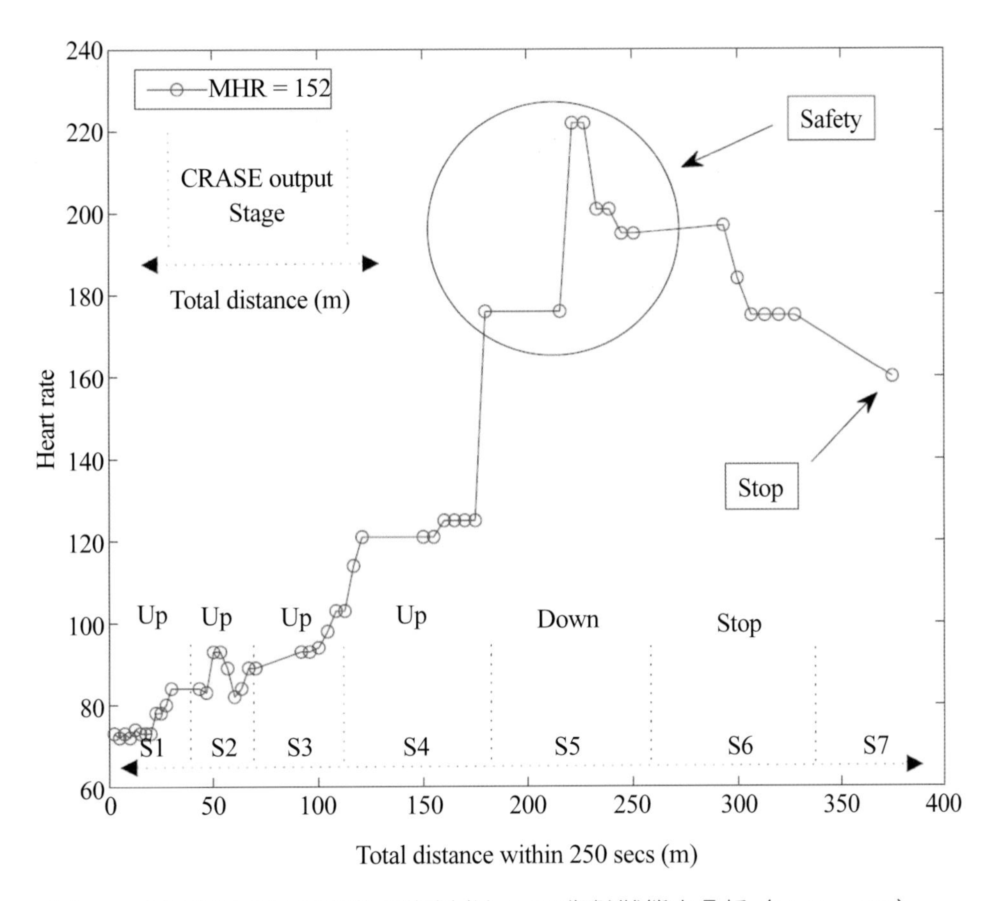

圖11.8　以病患真實記錄的生理資料進行ASW復健狀態之分析（MHR = 152）。

• 案例二

病患2爲61歲男性，其最大心跳率爲MHR = 159。在常規的 ISWT 訓練中亦因呼吸急促結束測試。圖11.9顯示其步行距離 160 公尺（階段 4）與訓練時間爲 160 秒；在人工監測下，其心率在第105秒時達到每分鐘126次。應用CRASE協定於病患眞實記錄的生理資料時，系統做出的運動強度建議在階段1、2和3時皆爲「升階」。在第105秒時因心率的稍微提升，在那之後，CRASE 的控制輸出建議「維持」運動強度，同時，在150秒發生心跳突降，應執行運動過程的安全檢查。對於病患2而言，透過 ASW與「維護」運動強度的訓練，或許可提高其VO_2，而非終止運動過程。因此，建議的 CRASE 顯示輸出的階段S1、S2、S3、S4分別爲「升階」、「升階」、「升階」、「檢查」和「維持」。

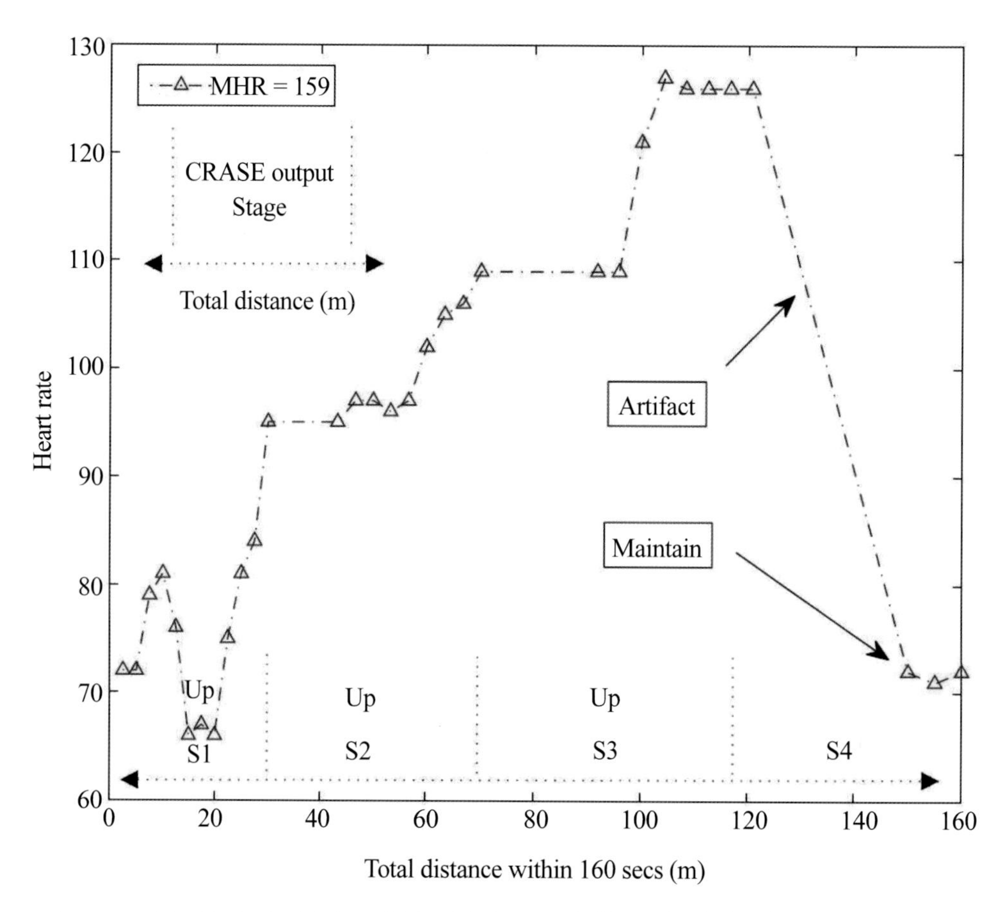

圖11.9　以病患真實記錄的生理資料進行ASW復健狀態之分析（MHR = 159）。

• **案例討論**

在案例1中，所提出的 ASW 考慮安全的因素，針對心率的突然上升做出適應性的運動強度調整，而常規的 ISWT 與由醫護人員進行的人工監測則忽視此「安全」事件。在案例2中，所提出的 ASW 因心率的突然下降，以自我調整方法執行「檢查」事件，同時建議應「維護」運動強度，進而改善病患的心肺功能。由此可見，常規的 ISWT 是不具備安全檢查和彈性調整運動強度的功能，這意味著所提出的 CRASE 協定，對於COPD患者在超載原則和工作負荷訓練敏感區域提升病患 VO_2 方面，具有相當不錯的發展潛力。

11.5.2 圖形化使用者介面

CRASE復健系統之圖形化使用者介面，如圖11.10所示。復健平臺記載了 24 歲健康受測男性的行走速度變化、心率變化、模糊控制的輸出、總行走距離（123.84 m）和總測試時間（5分鐘）。在圖11.10（上）的子圖1，橫軸表示往返穿梭運動的次數，縱軸爲病患的步行速度。圖11.10（中）子圖2之橫軸表示取樣的索引指標，縱軸表示電壓樣品，將用於獲取受測者之心跳值。在圖11.10（下）之子圖3，橫軸表示往返穿梭運動的次數，縱軸則爲模糊輸出。依照CRASE協定的復健程序，受測的病患將根據音樂的引導逐漸增加行走速度。因此，如圖11.10（上）子圖1所示，在第三次的往返穿梭運動（Round ID = 3），步行速度由 0.28 m/s增至0.42 m/s。

爲了仔細檢視穿梭運動病患的訓練過程，復健平臺記載了另一位24 歲健康受測男性的行走速度變化、心率變化、模糊控制的輸出、總行走距離和總測試時間。圖11.11顯示復健運動開始到第二次穿梭運動過程中模糊控制的判斷機制與生理資訊的變化。由圖11.11可知，於第二次穿梭運動時病患的步行速度爲 0.34 m/s，受測者的心跳是78% MHR，模糊輸出爲0.74，對應於 CRASE協定輸出爲「升階」。藉由網路的傳感控制及圖11.11的圖形化資訊，提供COPD病患的普及性自我調整運動訓練將得以實現。

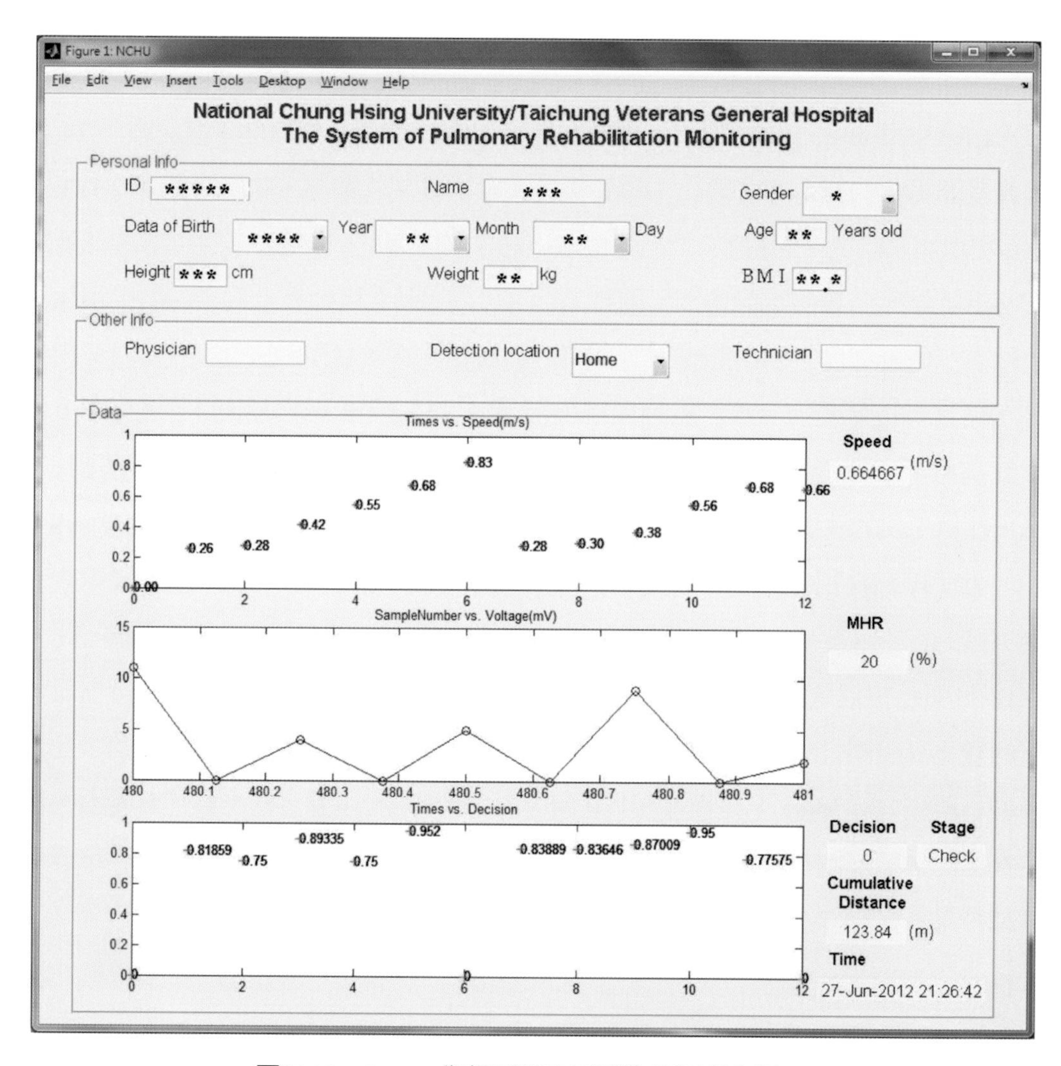

圖11.10　CRASE復健系統之圖形化使用者介面。

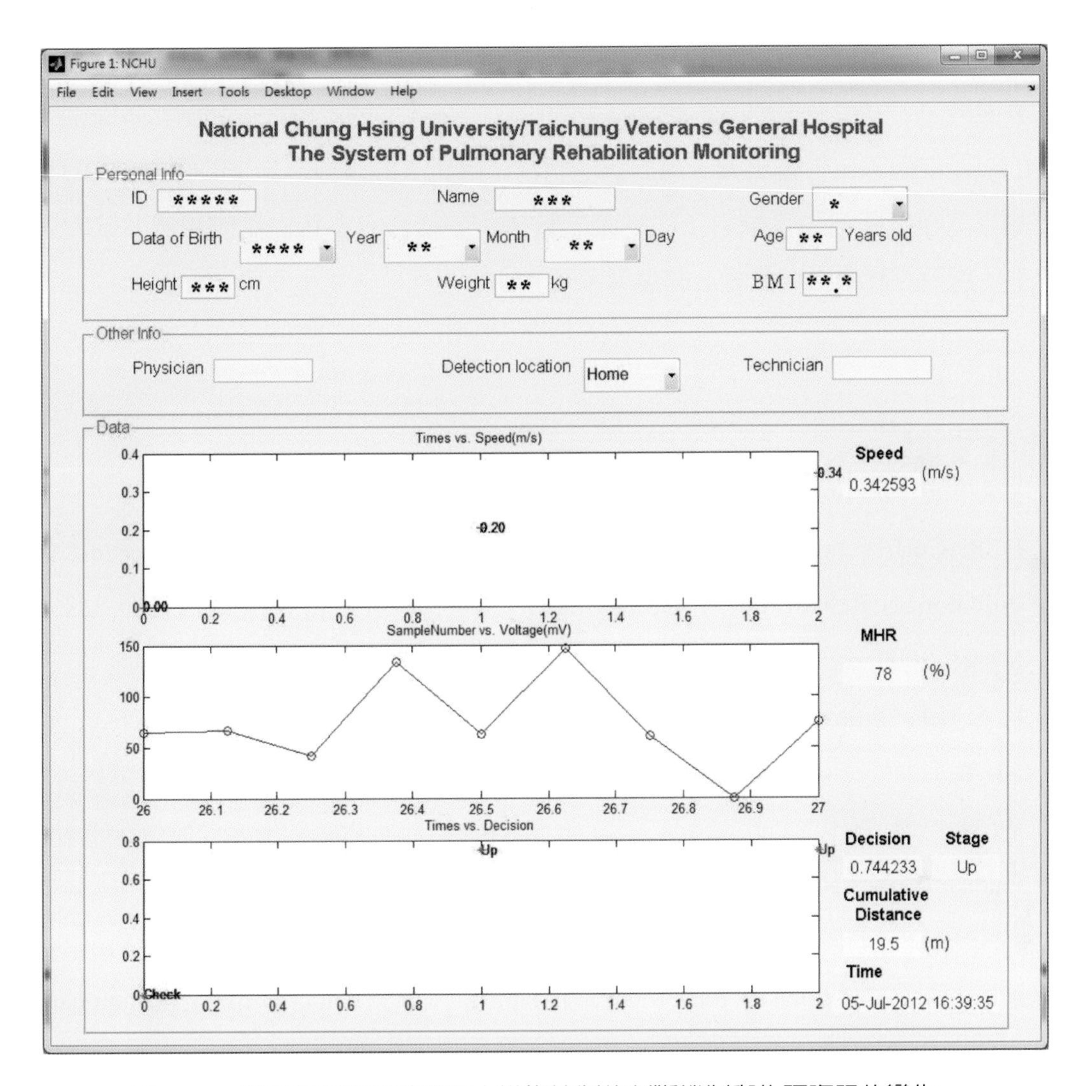

圖11.11　第二次穿梭運動過程中模糊控制的判斷機制與生理資訊的變化。

11.6 結論與未來展望

本章節介紹了CRASE，並以傳統ISWT復健過程的生理紀錄來驗證其可行性。實驗結果顯示，CRASE 系統透過網路傳感和普適性控制訓練的結合，建構出一個具有給予病患適度復健運動強度並兼顧病患安全的復健模型。因此，基於此自我調整運動訓練系統，COPD的患者將可獲得更佳的運動訓練強度，進而在一個受到保護的居家環境進行COPD復健運動訓練。雖然所提出的CRASE復健系統具有極佳的發展潛力，但由於復健系統輸入參數的設計，在某些特定情況下（例如基礎未確診的複雜疾病），仍需根據病患的病理狀況做臨床上的調整。未來將探討COPD患者的家庭復健狀況，考慮更多的實體信號（例如結合心率和血氧飽和度系統的設計），進而設計出更精良的心肺復健系統。

參考文獻

1. B. R. Celli, “Pathophysiology of chronic obstructive pulomonary disease,” in Pulomonary Rehabilitation: Guidekines to Success. 4th ed. St. Louis, MO, USA: Mosby, 2009, pp. 18-29, 2009.
2. N. S. Hill, “Pulmonary rehabilitation,” in Proc. Amer. Thoracic Soc., vol. 3, 2006, pp. 66-74.
3. W. McArdle, F. I. Katch, and V. I. Katch, Exercise Physiology: Energy, Nutrition, and Human Performance. 3rd ed. Philadelphia, PA, USA: Lea & Febiger, 1991.
4. L. Ciobanu, D. Pesut, V. Miloskovic, and D. Petrovic, “Current opinion on the importance of pulmonary rehabilitation in patients with chronic obstructive pulmonary disease,” Chin. Med. J. vol. 120, no. 17, pp. 1539-1543, 2007.
5. Global Strategy for Diagnosis, Management, and Prevention of COPD, GOLD Executive Committee, Manchester London, U.K., Feb. 2013.
6. R. Casaburi, “A brief history of pulmonary rehabilitation,” Respiratory Care, vol. 53, no. 9, pp. 1185-1189, 2008.
7. B. W. Carlin, “Pulmonary rehabilitation and chronic lung disease: Opportunities for the respiratory therapist,” Respiratory Care, vol. 54, no. 8, pp. 1091-1099, 2009.
8. S. L. Minor, “Health and fitness program development,” in Proc. ACSM’s Resour. Manual Guidelines Exercise Testing Prescript., 2001, pp. 601-610.
9. B. Steele, “Timed walking tests of exercise capacity in chronic cardiopulmonary illness,” J. Cardiopulmonary Rehabil., vol. 16, no. 1, pp. 25-33, 1996.

10.S. E. Turner, P. R. Eastwood, N. M. Cecins, D. R. Hillman, and S. C. Jenkins, "Physiologic responses to incremental and self-paced exercise in COPD: A comparison of three tests," Chest, vol. 126, no. 3, pp. 766-773, 2004.

11.K. Jolly, R. S. Taylor, G. Y. H. Lip, and S. Singh, "Reproducibility and safety of the incremental shuttle walking test for cardiac rehabilitation," Int. J. Cardiol., vol. 125, no. 1, pp. 144-145, 2008.

12.B. Vagaggini, M. Taccola, S. Severino, M. Marcello, S. Antonelli, and S. Brogi, "Shuttle walking test and 6-minute walking test induce a similar cardiorespiratory performance in patients recovering from an acute exacerbation of chronic obstructive pulmonary disease," Respiration, vol. 70, no. 6, pp. 579-584, 2003.

13.R. Zuwallack, "Outcome assessment," in Pulmonary Rehabilitation Guildiness to Success, 4th ed. St. Louis, MO, USA: Mosby, 2009, pp. 330-350.

14.P. S. Fardy and F. G. Yanowitz, "Methodology, interpretation, and application," in Cardiac Rehabilitation, Adult Fitness, and Exercise Testing, 3rd ed. Baltimore, MD, USA: Williams & Wilkins, 1995, pp. 156-244.

15.R. Leung, J. A. Alison, Z. J. McKeough, and M. J. Peters, "Ground walk training improves functional exercise capacity more than cycle training in people with chronic obstructive pulmonary disease (COPD): A randomised trial,," J. Physiotherapy, vol. 56, no. 2, pp. 105-112, 2010.

16.H. A. Wenger and G. J. Bell, "The interactions of intensity, frequency and duration of exercise training in altering cardiorespiratory fitness," Sport Med., vol. 3, no. 5, pp. 346-356, 1986.

17.C.-Y. Wen, R. D. Morris, and W. A. Sethares, "Distance estimation using bidirectional communications without synchronous clocking," IEEE Trans. Signal Process., vol. 55, no. 5, pp. 1927-1939, May 2007.

18.Y.-C. Kuo, M.-Y. Hsiao, and C.-Y. Wen, "An integrated mobile sensor platform for collaborative indoor self-positioning applications," in Proc. IEEE TENCON Spring Conf., Sydney, Australia, Apr. 2013, pp. 496-500.

19.U. Varshney, "Pervasive healthcare and wireless health monitoring," Mobile Netw. Appl., vol. 12, nos. 2-3, pp. 113-127, 2007.

20.T. Nemoto, G. E. Hatzakis, C. W. Thorpe, R. Olivenstein, S. Dial, and J. H. T. Bates, "Automatic control of pressure support mechanical ventilation using fuzzy logic," Amer. J. Respiratory Critical Care Med., vol. 160, no. 2, pp. 550-556, 1999.

21.G. E. Hatzakis and G. M. Davis, "Fuzzy logic controller for weaning neonates from mechanical ventilation," in Proc. AMIA Annu. Symp., 2002 pp. 315-319.

22.A. Tzavaras, P. R. Weller, and B. Spyropoulos, "A neuro-fuzzy controller for the estimation of tidal volume and respiration frequency ventilator settings for COPD patients ventilated in control mode," in Proc. 29th Annu. Int. Conf. IEEE Eng. Med. Biol. Soc., Lyon, France, Aug. 2007, pp. 3765-3768.

23.R. Davoodi and B. J. Andrews, "Fuzzy logic control of FES rowing exercise in paraplegia," IEEE Trans. Biomed. Eng., vol. 51, no. 3, pp. 541-543, Mar. 2004.

24.J. Borresen and M. I. Lambert, "Autonomic control of heart rate during and after exercise: Measurements and implications for monitoring training status," Sports Med., vol. 38, no. 8, pp. 633-646, 2008.

25.(2013). Hanback Electronics [Online]. Available: http://www.hanback.cn/

26.(2013). XScale DMA-NAV270 Embedded Platform [Online]. Available: http://www.dmatek.com.tw/tn/viewproc.asp?id=1478

27.(2013). MySQL [Online]. Available: http://www.mysql.com

第十二章　緊急處理V2

陳怡妏

由於執行肺功能各項檢查之前並無法詳細了解受檢者的潛在疾病以及耐受度，因此，最大的挑戰在於受檢者可能在過程中發生無法預期的不適或意外。因此，本章節提供這些處理的建議以及可以降低發生的經驗。

無論在何地，隨時都可能發生緊急事件，潛藏的危機可大可小，相較醫院外場所而言，當緊急事件發生於院內時，優點爲支援的醫療人力、物力、設備齊全，可作即時處理！此章節就執行肺功能檢查時，可能發生的突發事件，提出5種情況介紹，期許技術員及民眾能藉此獲得基礎概念及簡易的因應措施。

12.1 藥物過敏（Drug allergy）[4][10]

肺功能檢查中的「支氣管激發實驗」（Methacholine challenge test），係使用稀釋後的Methacholine chloride藥物來進行檢查，以輔助診斷「氣喘」，其爲支氣管收縮劑，屬乙醯膽鹼之β-甲基同系物，藥理作用可能導致嚴重的支氣管收縮及呼吸功能降低，臨床上受檢者若訴說喉嚨刺痛、吸不到氣、胸口緊縮不舒服、嚴重咳嗽等情形時，可能即將或正發生嚴重的支氣管收縮，應給予速效的吸入型氣管擴張劑來矯正（如：Ventolin、Bricanyl）或依醫囑給予Epinephrine 0.2～0.5mg肌肉或皮下注射，視需要每20分鐘重複給藥。Methacholine chloride切記僅作吸入性給予，若以口服或注射投予，過量會造成暈厥性反應，併有心跳停止及失去意識，嚴重的毒性反應，應立即以肌肉或靜脈注射0.5～1.0mg的atropine sulfate治療（圖12.1）。

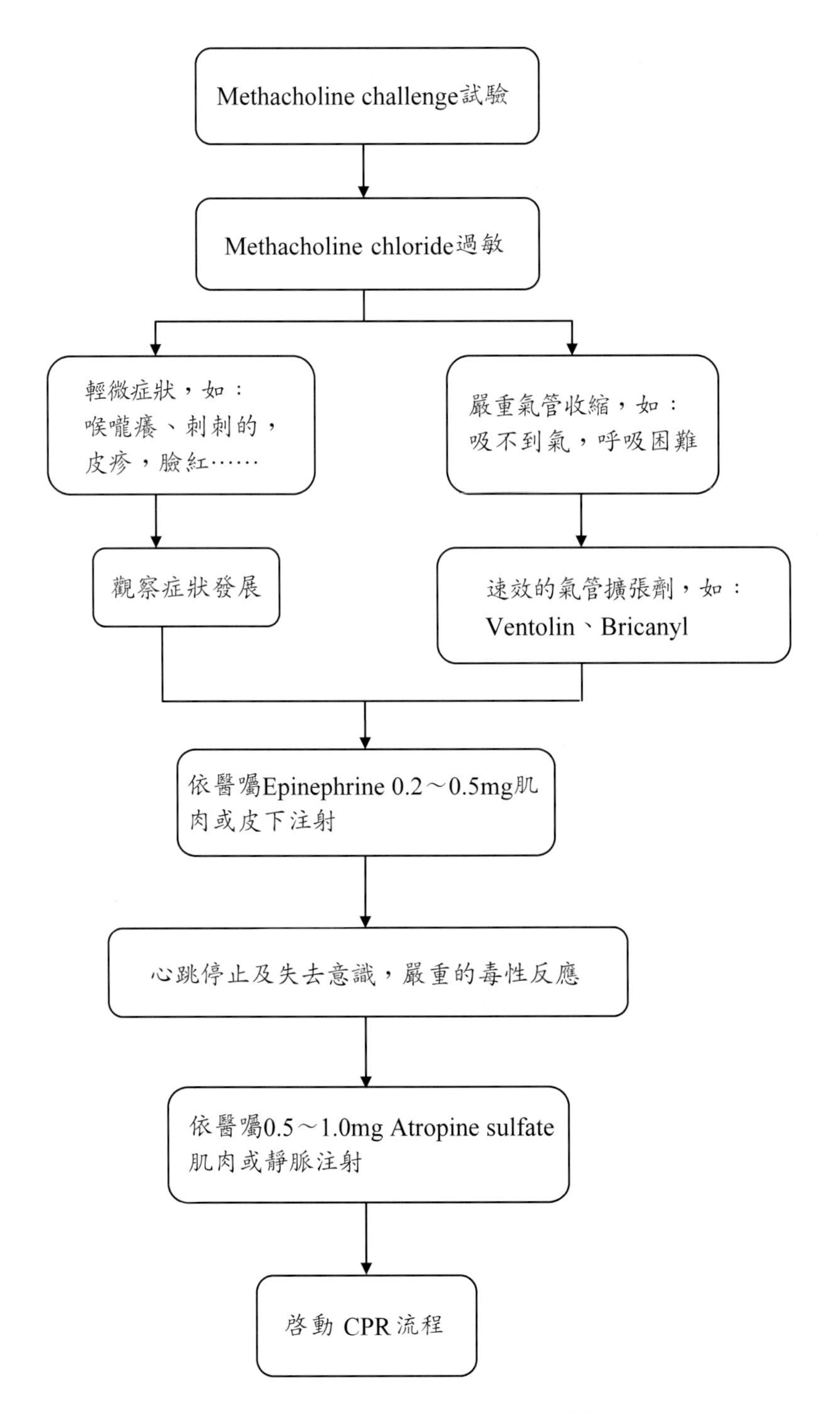

圖12.1 Methacholine過敏處理流程。

12.2 換氣過度（Hyperventilation）[1][8]

正常成人安靜下，每分鐘通氣量（MV）約6～8L，當MV大於10L，爲過度通氣，過多的二氧化碳被排出，形成低二氧化碳血症（hypocapnia），嚴重時引發呼吸性鹼中毒（respiratory alkalosis）。其病理生理學變化及臨床診斷標準，可簡單分爲：(1)器質性因素，如呼吸器官疾病；(2)生理性因素，如疾病引起之疼痛不適；(3)心理性因素，如焦慮、恐慌時；故常見於第一次檢查或容易緊張的受檢者，又以年輕女性居多，急性發作時多呈現「淺、快的胸式呼吸」型態，使得肺部過度充氣，可能感覺心悸或呼吸困難，便更急著想要呼吸，卻似乎仍感到吸不到空氣，更增加了情緒上的緊張、焦慮，如此一來導致不斷地惡性循環，常合併因緊張造成的身體顫抖、瞳孔放大、臉色蒼白、冒冷汗……等症狀。當動脈中的二氧化碳分壓（$PaCO_2$）降到20mmHg，則產生手腳麻木感，大腦和中樞神經血流量減少，就可能產生暈眩、頭痛、視力模糊等症狀，讓情況更趨嚴重。臨床曾建議患者發作時可用紙袋罩住口鼻呼吸，但因有缺氧窒息的疑慮，如今已不建議使用，通常只要讓患者放輕鬆、針對病症的原理及徵狀詳細說明及安撫情緒，就能緩解不適，並教導「腹式呼吸法」，使呼吸速率下降、讓過度充氣的肺部稍回復，趨於正常的呼吸循環，則能有效地減輕症狀及呼吸困難感。當然，若是疾病造成的換氣過度，則要針對疾病作處置，可見檢查前的病史詢問及現場敏銳觀察，是需要的。

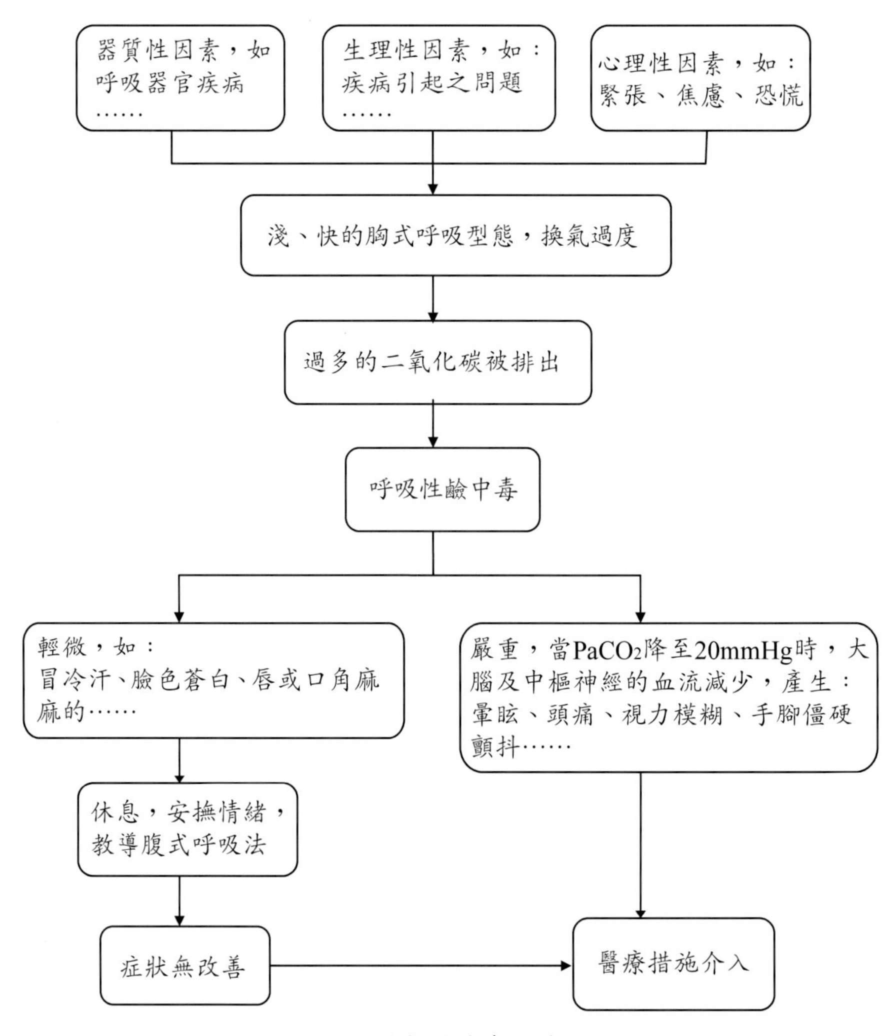

圖12.2　換氣過度處理流程。

12.3 缺氧（Hypoxia）[1][6]

通常做肺功能檢查者，目的不外乎檢查或診斷任何原因造成的「肺部通氣障礙」所造成的疾病，或疾病手術前、後的成效評估，常見疾病有：慢性阻塞性肺病、肺氣腫、氣喘、反覆支氣管炎、肺腫瘤、免疫疾病併肺侵犯者等等。而肺部通氣障礙，意謂個體的吸氣或吐氣型態不能讓肺充分地擴張或排空，即可能導致「低效型呼吸型態」，如：異常的呼吸型態、使用呼吸輔助肌、端坐呼吸、呼吸困難、鼻翼顫動、發紺、肺活量下降、脈博節律異常……等表象；亦常見正處於焦慮、緊張、神經質……等的受檢者身上，若低效型呼吸型態進展至缺氧狀態且持續一段時間，當血液動脈氧氣分壓（PaO_2）< 60mmHg、血氧飽和度（SaO_2）< 90%時，即稱「低血氧症」（hypoxemia）。

執行檢查前應充分了解受檢者罹患的疾病及目前身、心、靈狀態，能有效判別何種病人可能易產生缺氧情形，更能有效地解決缺氧發生時可給予的緊急處置，例：因氣喘發作造成的缺氧，則給予氣管擴張劑來緩解；因緊張、害怕而過度換氣所造成的缺氧，通常經過休息、安撫，情緒穩定後即可減輕。如果檢查室備有氧氣設備，可先依醫囑給予適量的氧氣，以維持氧合循環狀態，注意慢性阻塞性肺病的病人需使用低流量的氧氣（1～2L／分），以免二氧化碳滯留，引起意識混亂。

12.4 暈厥（Syncope）[1][3]

暈厥是一種暫時性的突發症狀且知覺喪失，導致昏倒，其發作相當快速，發作後自發性意識通常可立即恢復。大腦血流短暫性的缺乏灌注爲主要機轉，病因大致可分：(1)心因性，如心律不整、心臟血管結構異常等；(2)非心因性，如神經性反射問題（血管迷走性、頸動脈竇敏感等）、腦部血管疾病（腫瘤、低血氧等）、心理因素（過度換氣、焦慮、緊張等）等。

暈厥的治療與預防，凡心臟方面問題，則需和心臟科醫師討論治療方式；如果是與活動情境有關，則盡量避免相同事件經歷；若爲心理因素造成，首要穩定其情緒，一切端看不同的導因而加以預防及治療。在執行肺功能檢查方面，偶發生在病人用力吹氣後或行運動肺功能的情境下，受檢者短暫地意識喪失而暈厥，若有跌倒則需仔細評估有無造成內、外傷，以免憾事發生！

絕對不能輕忽暈厥的嚴重性，若有此情形的受檢者，建議先轉至急診做詳細的檢查，以早期發現及診斷並治療，尤其是心因性（心律不整、心肌梗塞、心衰竭）造成的暈厥，務必做更進一步的檢查，避免心因性猝死的可能。

12.5 跌倒[2][5][7][9]

依衛生福利部臺灣病人安全資訊網，病安通報資料統計，近5年（2012～2016年）通報事件類別，前5名事件排序為：藥物事件、跌倒事件、管路事件、傷害行為事件及檢查檢驗事件，跌倒事件排序第2位，而2005～2016年通報事件數的前3名：藥物、跌倒與管路的事件嚴重度趨勢，跌倒事件造成的「有傷害」比例占跌倒事件數51.6%，高達一半以上。

造成跌倒的原因眾多，大致可區分為：(1)內在因素：疾病、年紀、肌肉無力……等；(2)外在因素：環境、不適衣鞋、藥物……等；(3)加重因素：滑倒、頭暈、無力等。若不慎跌倒，可依splatt口訣來評估並告知醫師當時狀況，包含：發生前後症狀（symptoms）、跌倒病史（prior falls）、跌倒場所（location of the falls）、當時所從事的活動（activity during falls）、跌倒的時間或持續於地面時間（time of day the falls occurred）和跌倒所造成的傷害程度（trauma or injury resulted from the falls）。

而跌倒造成的傷害，從輕微的軟組織損傷至危及生命的嚴重傷害都有可能發生，輕微損傷，如擦傷、挫傷、瘀青等；嚴重傷害，如內出血、骨折、頭部創傷、嚴重撕裂傷等等，甚至是死亡！即使當下無外觀上的損傷，也要仔細評估及觀察可能造成的傷害，若跌倒時有撞擊到頭部更要特別小心，因顱內出血常不是第一時間可被發現的，若返家後有意識改變，絕對要盡快返院就醫。

舉例：某一65歲慢性肺阻塞肺病的患者，平日另服高血壓及攝護腺肥大藥物，看診後醫師欲評估其肺、心血管功能、神經肌肉運動耐力、心跳等運動生理數值，以了解心肺耐力及疾病控制狀況，而開立6分鐘行走試驗，約執行試驗5分鐘左右，病人突然跌坐在地上，經詢問後訴說因呼吸喘、突然頭暈、雙腳無力而摔倒，目視無外傷，雙手活動無受限，但右下肢劇烈疼痛、無法站起，轉急診後X光發現右側髖關節骨折，需住院開刀治療。

1. 內在因素：年紀（65歲）、疾病（慢性肺阻塞肺病、高血壓、攝護腺肥大）。
2. 外在因素：檢查（6分鐘行走試驗）、藥物（慢性肺阻塞肺病、高血壓、攝護腺肥大的用藥）。
3. 加重因素：喘、頭暈、無力。

4. 傷害程度：嚴重傷害（右髖關節骨折）。

以上5種突發事件皆曾發生在臨床執行肺功能檢查時，檢討分析發現多因對於即將的檢查未知而恐懼、緊張，導致一連串生理反應，而如何避免，有賴醫護人員檢查前的病史評估、檢查中的靈敏觀察，當然不可或缺的是受檢者及家屬與醫護人員間的互信、配合，而醫療人員檢查前若能充分地解說及同理，相信可讓受檢者及家屬安心不少；若因疾病導致的突發狀況，導致病人無法受檢或可預期且無法排除的障礙，則無需強迫受檢，可先與臨床醫師討論是否以其他檢查方式替代此次的肺功能檢查，達到檢查目的。萬一在檢查中發生無法處理的緊急事件時，技術員應鎮靜尋求協助、勿慌亂，按各醫院的緊急事件標準作業程序（SOP）進行，以免使得病人及家屬更慌張失措。每件突發事件發生後需建立PDCA（Plan-Do-Check-Act）管理循環，加以分析檢討及預防，讓團隊更進步、新進人員有跡可循及防範，相信可創造醫病關係雙贏局面。

12.6 心肺復甦術及外心臟電擊去顫器[11]

2012年修正《緊急醫療救護法》，通過了特定的公共場所應該置放「自動體外心臟電擊去顫器」（automated external defibrillator, AED）的法條。

當心跳停止跳動，腦部在4分鐘後就會因為缺氧而受損；缺氧超過10分鐘後，腦部就可能永遠死亡。CPR的目的，是藉由體外按壓心臟的方式來維持血液循環，使氧氣足以供給到重要的器官。許多研究報告指出，如果病患倒下，卻沒有及時施行CPR，那麼病患的存活率每分鐘將下降7%～10%；如果及時施行CPR，病患每分鐘存活率的下降將會減半。

醫療救護系統的完善運作，也就是社區「生存之鏈」的完整連結。所謂「生存之鏈」的各個環節包含：1.確認心跳停止，啓動緊急應變系統，儘早求救。2.儘早CPR，特別是做胸部按壓。3.儘早進行電擊去顫。4.完整的高級救命術（由現場高級救護技術員，或醫護人員施行）。5.整合復甦後的照護（通常在加護病房進行）。

AED操作十分簡易，只要打開機器聽從語音指示就會使用。AED可自行分析心律，提供及時的電擊去顫，拯救病患生命。而AED是非常安全的，對於不需要電擊的病患，絕對不會施以電擊。近年來，世界先進各國都積極地推廣在公衆場所擺放AED，便於民衆取用。在目擊病患倒下時，民衆能夠立即協助施行心肺復甦，並在5分鐘內取得自動電擊器並施與電擊去顫。當救護車與救護技術員抵達時，生命之鏈就得以順利接軌。

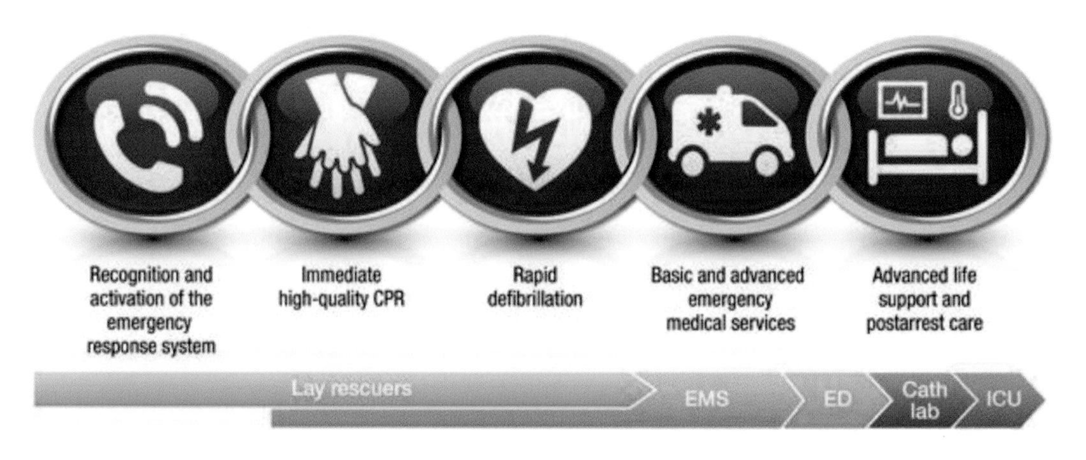

圖12.6　生存之鏈-摘錄AHA官方網站[12]。

CPR及AED急救口訣：

step1.叫：確認反應、呼吸。

step2.叫：請旁邊民眾協助快打119求救， 並取得AED。

step3.壓：胸外按壓。

step4.吹：打開呼吸道後進行人工呼吸。

step5.電：使用AED（開、貼、插、電）。

12.7 重點複習與練習

1. 使用Methacholine chloride而發生嚴重的支氣管收縮，應給予速效的吸入型支氣管擴張劑來矯正（如：Ventolin、Bricanyl）。
2. 過度換氣，其呼吸型態多呈現淺、快的胸式呼吸。

3. 低效型呼吸型態，患者常使用呼吸輔助肌、呈端坐呼吸、呼吸困難樣、嘴唇或四肢發紺。
4. 暈厥，是一種暫時性的突發症狀且知覺喪失而導致昏倒，暈厥後通常可立即恢復自發性意識。
5. 跌倒，可依SPLATT口訣來作評估。
6. CPR及AED急救口訣：叫、叫、壓、吹、電。

參考文獻

1. 王桂芸（2007）。呼吸系統疾病之護理。於劉雪娥總校閱，成人內外科護理學上冊（四版，837-1027頁），臺北市：華杏。
2. 臺灣病人安全通報系統2016年年報。
3. 林廷燦，朱文洋，鍾瑞嶂（2010）。暈厥。內科學誌，21(2)，90-108。
4. 肺可靈診斷用乾粉吸入劑，衛署藥輸字第024279號。
5. 梁志光（2010）。常見老年症候群—跌倒。高學醫師會誌，18(3)，236-241。
6. 陳慧雯，李雅欣，王桂芸（2011）。慢性阻塞性肺疾病病人「低效性呼吸型態」之護理。護理雜誌，58(5)，95-100。
7. 黃資雅，杜明勳，陳宏益，陳弘哲（2015）。老人跌倒之評估與預防。家庭醫學與基層醫療，30(1)，2-8。
8. 劉昕怡、許森彥、蘇世斌（2007）。急性換氣過度症候群之處理與預防。基層醫學，22(1)，17-21。
9. 顧艷秋（2010）。某醫學中心住院病人跌倒傷害及其相關因素討論。長庚護理，21(3)，287-298。
10. Am J Respir Crit Care Med Vol. 180, P3-P4, 200. Online Version Updated May 2016.
11. 衛生福利部公共場所AED急救資訊網，公共場所民眾CPR+AED教材完整版。https://tw-aed.mohw.gov.tw/UploadContent/completed.pdf
12. https://cpr.heart.org/AHAECC/CPRAndECC/AboutCPRFirstAid/CPRFactsAndStats/UCM_475731_Out-of-hospital-Chain-of-Survival.jsp

第十三章　肺功能檢查之感染控制

楊珮青

肺功能檢查受檢者來自四面八方，有些可能帶有潛在的感染源；此外，檢查也會用到重複性的耗材。這兩種，都可能造成交叉感染的風險。本章節提供感染控制的建議，讓每位受檢者以及醫事人員，都可在安全的環境下完成。

13.1 感染控制

針對肺功能檢查室的感染控制，衛生福利部疾病管制署（簡稱Taiwan CDC），已訂定了相關標準，在執行操作的檢查空間必須具備有負壓或抽風設備[1]，如圖13.1所示：

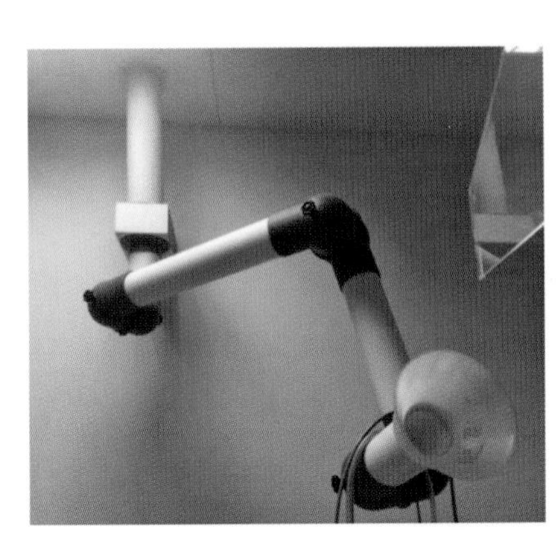

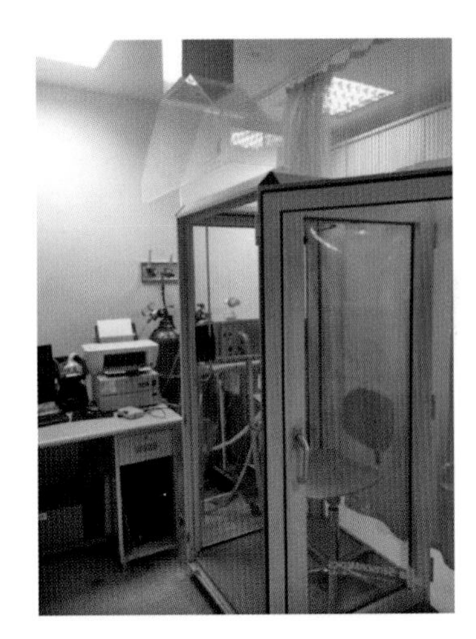

圖13.1　肺功能檢查室抽風設備。

在確診或疑似傳染性患者時，會考量安全性，排除傳染後再執行肺功能檢查，若有必要完成操作之患者，也會排列於最後一位執行操作，操作完畢後對環境清潔消毒，徹底清潔消毒過後再使用。

目前醫療院所針對環境或物品消毒溶液有非常多種類，較常見作爲環境消毒的，有酒精或針對醫療設備表面清潔與消毒之溶液，在檢查室內也備有紫外線消毒燈可使用，重複使用的物品必須徹底的消毒過後才可使用，目前常見的有戊二醛（商品名Cidex）、鄰苯二甲醛（商品名OPA）等，依照不同的消毒溶液，在原有的包裝上有使用說明，需依照指示針對環境溫度、溶液放置的地點、物品泡置的時間等，執行標準的消毒滅菌。以某廠牌之OPA消毒溶液爲例，依照廠牌使用標準爲每次浸泡消毒前需做消毒溶液測試，測試紙放入消毒溶液內1秒後取出，90秒後判讀，確定消毒溶液可使用後將待消毒物品做初步的表面去汙清潔後，放入消毒溶液中，溶液需完全覆蓋物品表面，一般手動消毒泡置時間爲12分鐘，泡置完之物品取出後，需以大量無菌水沖洗至少三次，每次至少一分鐘，最後再使用75%酒精或烘箱使物品乾燥，高層次消毒完畢後的物品需加蓋儲存放置待下次使用。

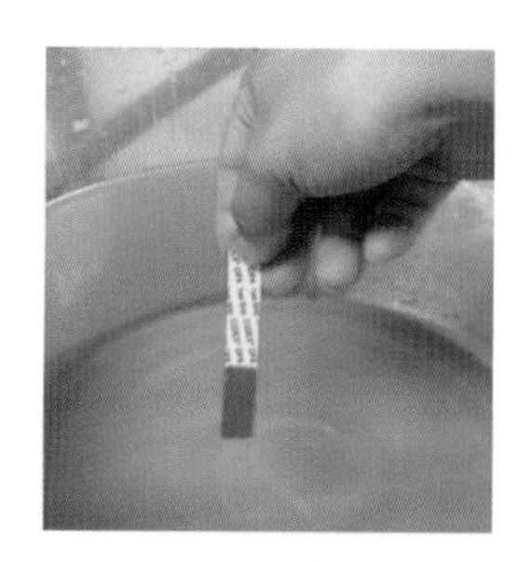

測試紙需完全浸泡消毒液體面下。

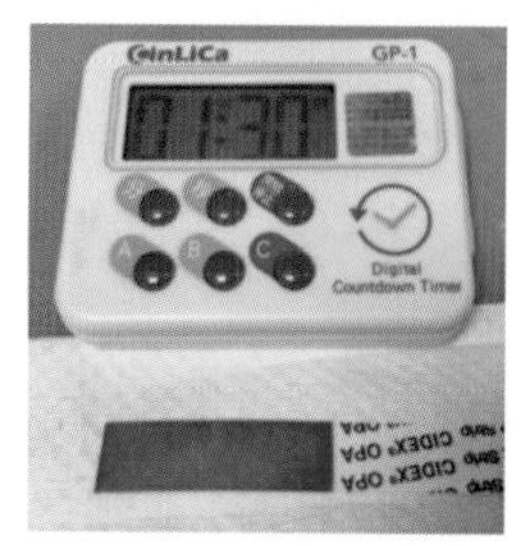

90秒後整張測試紙呈現深紫色即可將物品放置桶內進行高層次消毒。

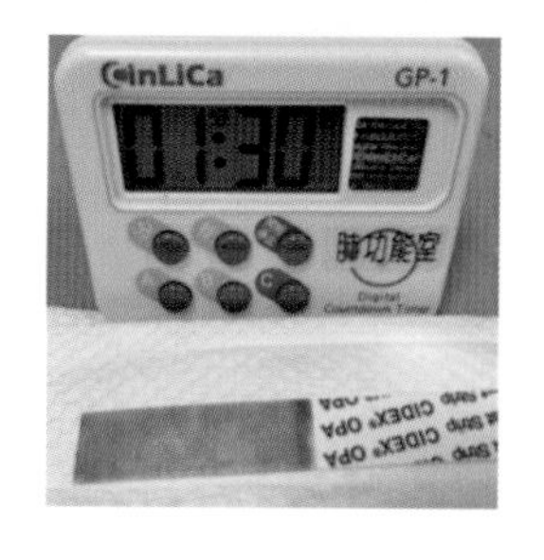

90秒後判讀若呈現左圖情形，淡紫色且分布不均，表示消毒溶液之濃度已無法達到標準或測試紙潮解，排除測試紙潮解疑慮後，確定爲消毒溶液失效。需立即更換消毒溶液。

針對醫療院所常用之消毒方式等，簡單分析提供參考如表13.1所示。

表13.1

消毒種類 細項	酒精	OPA	Cidex	紫消燈
消毒層次	中層次	高層次	高層次	物理性
使用有效期	單次	14天	28天	平均8000小時
消毒時間	短	12分鐘	30～45分鐘	平均30分鐘
成本	低	中	中	高
人體呼吸道危害	無	有	有	無

消毒種類 / 細項	酒精	OPA	Cidex	紫消燈
人體皮膚危害	無	有	有	有
器械汙漬殘留	無	有	有	無
環境有害物質監測	無	無	有	無
效能測試	不需要	需要	需要	需要

肺功能檢查是屬於非侵入性檢查，做好環境、物品的清潔消毒，就可以大幅降低傳染情形，但若發生傳染疑慮時，還是必須考量醫療院所內所設置的滅菌方式，例如：高壓蒸氣滅菌、低溫電漿滅菌、環氧乙烷（氧化乙烯）滅菌等，以預防在醫療院所內交互感染情形，所以在執行高層次消毒過程，必須做好完善的保護措施，避免造成自我傷害，執行清洗作業流程時，必須攜帶口罩、手套及防護隔離衣，避免過程中噴濺到任何液體。

13.2 手部衛生

環境設備及物品消毒監測等固然重要，預防醫療照護相關感染，在世界衛生組織（World Health Organization, WHO）持續倡導手部衛生觀念，隨手可得的洗手設備，快速、簡單、低成本最安全的方法，在CDC也列出一系列規範要求醫療機構須符合相關規定，提供最安全完善的醫療照護品質。

在醫療照護過程中，手部衛生主要目的是爲了消毒及殺菌，在執行任何檢查、清潔／無菌技術、開刀及接觸病人時，都應該做好最基本的防護，降低環境中交互感染之可能性，所以在疾病管制局列舉以下建議：

一、洗手設備設置原則：在乾洗手設備需隨手可得，應於每台工作車上、病床旁、診間配置一瓶乾洗手液，濕洗手配置需每診間設立洗手槽，若管線設置困難，至少共用走道內應設立一個洗手槽[2]，如圖13.2所示。

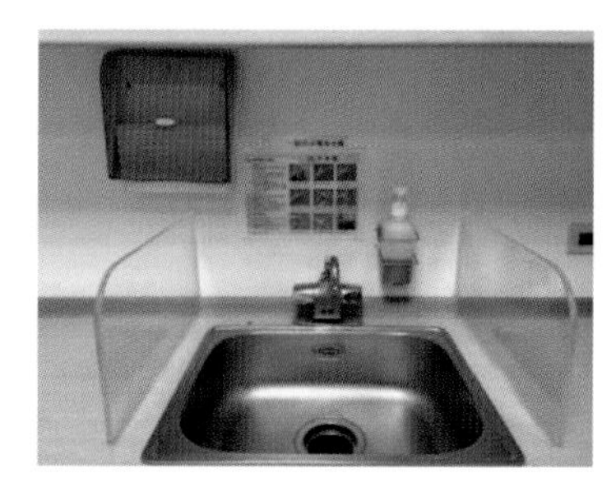
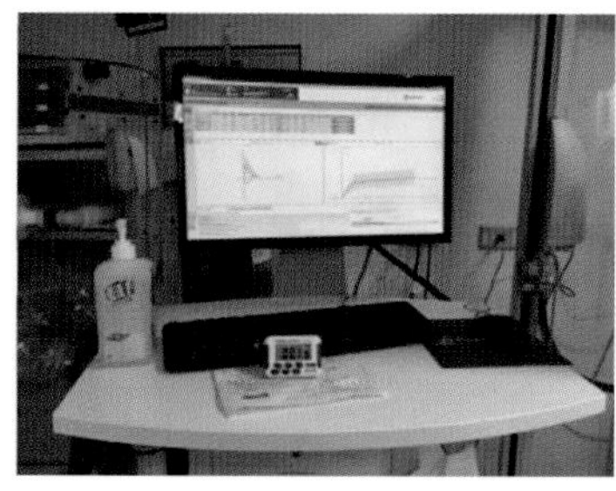
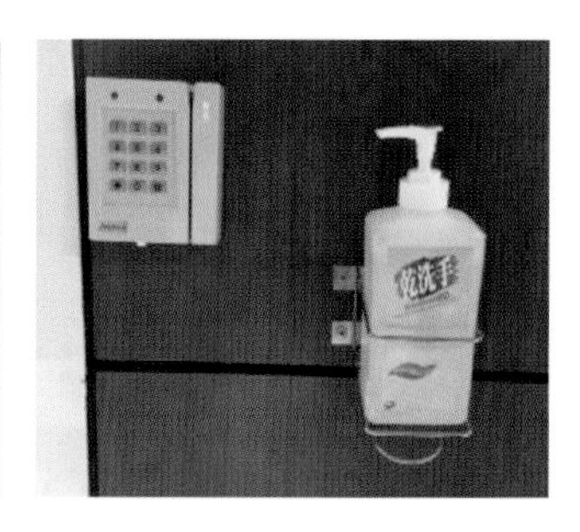

圖13.2 濕洗手水槽及酒精性乾洗手液隨手可得。

二、酒精性乾洗手液產品之建議：需內含酒精成分，必須由衛生署合格之藥廠製造，且符合衛生署許可的廠商購買，不可自行配置任何酒精液體做爲手部清潔使用，醫療機構也需將酒精性乾洗手液爲藥品列管。[2]

三、洗手步驟：不管是乾洗手或濕洗手，手上的飾品、手錶能移除的都要移除再執行洗手步驟，在每一個搓洗步驟都需要大於五秒以上，完成後手部一定要乾燥再開始執行任何檢查，當濕洗手爲非自動給水系統時，洗完後使用拋棄式擦拭紙擦乾手上多餘水分後，利用擦拭紙關閉水龍頭[2]，以下是洗手步驟圖。

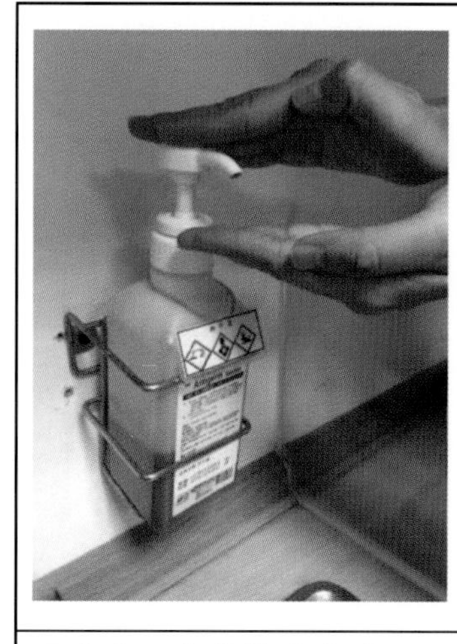	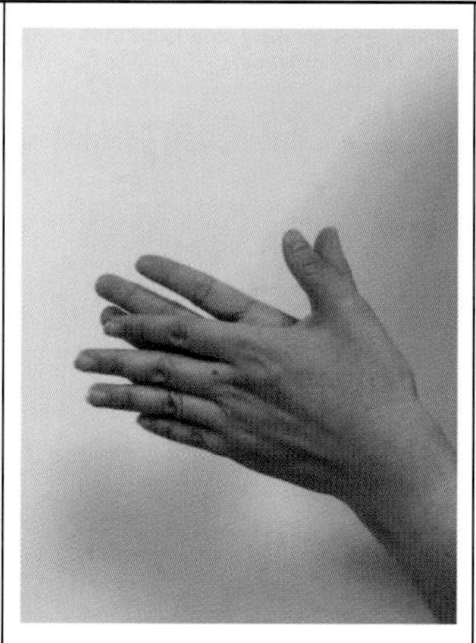	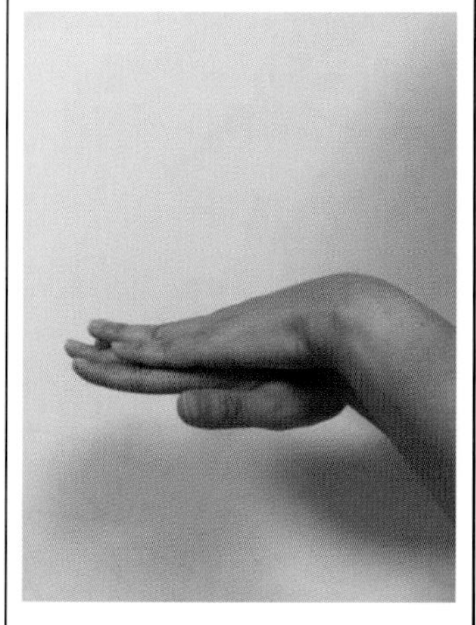
濕洗手：先將雙手沖濕，取適量的消毒洗手液於掌心。 乾洗手：取適量的酒精性乾洗手液於掌心	掌心對掌心搓洗（內）	掌心對手背，雙手交換搓洗五秒以上（外）

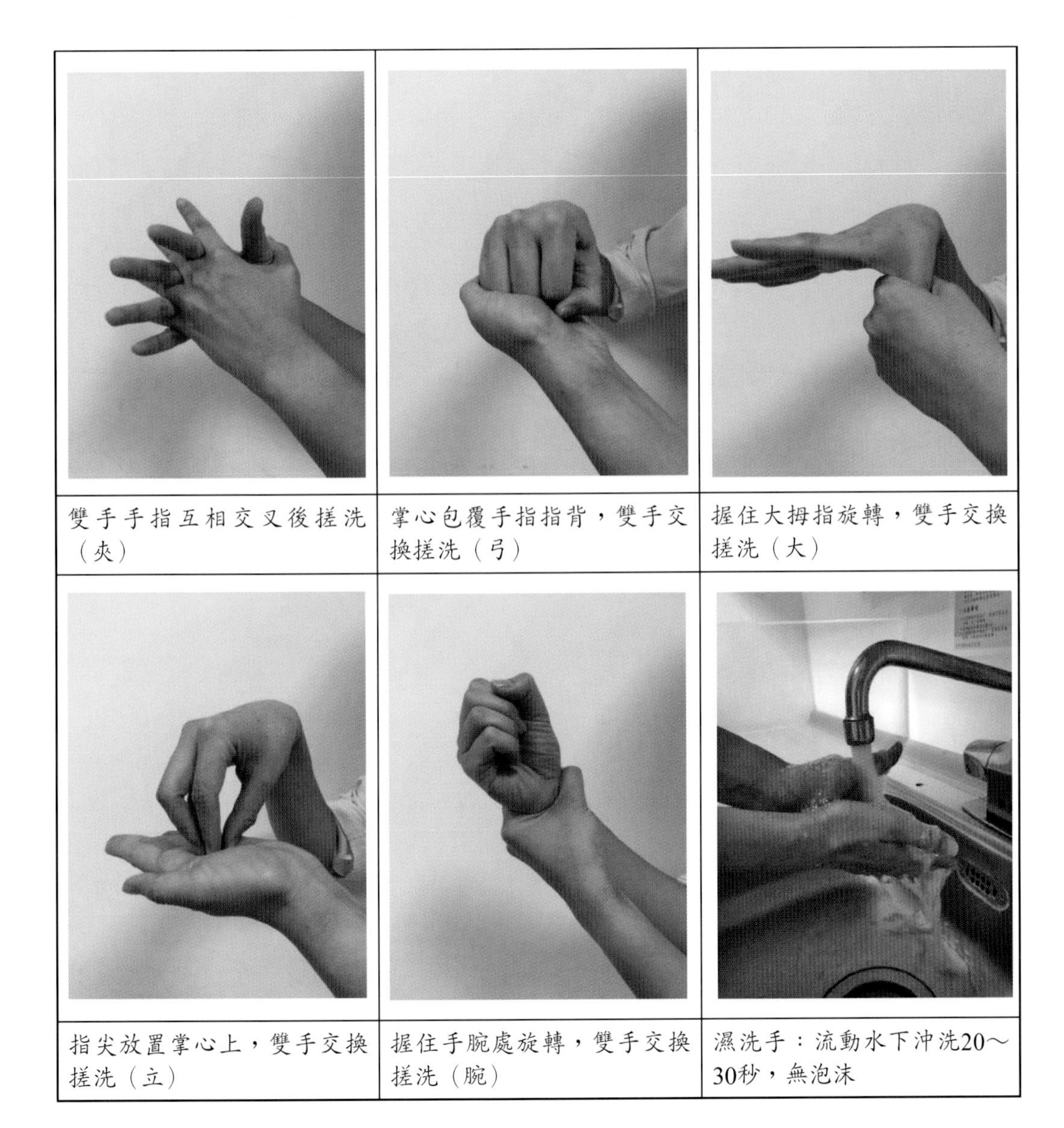

雙手手指互相交叉後搓洗（夾）	掌心包覆手指指背，雙手交換搓洗（弓）	握住大拇指旋轉，雙手交換搓洗（大）
指尖放置掌心上，雙手交換搓洗（立）	握住手腕處旋轉，雙手交換搓洗（腕）	濕洗手：流動水下沖洗20～30秒，無泡沫

四、洗手時機：接觸病人前、接觸病人後、執行清潔/無菌技術後、接觸病人週遭環境後，接觸／暴露病人體液後。[2]

13.3 案例分享

1. 一位COPD病患，長期使用支氣管擴張劑，定期執行肺功能檢驗，此次執行肺功能檢查前執行X光檢查後發現疑似右上肺葉浸潤，經主治醫師評估後，暫停此次肺功能檢查，針對右上肺葉浸潤安排痰液培養，排除肺結核感染後再執行肺功能檢查。

2. 一位HIV(+)病患，於住院中醫師評估需執行肺功能檢查，X光檢查後確定可執行肺功能檢查，安排於當日最後一位執行，檢查完病患離開後將紫外線消毒燈開啓30分鐘，再使用酒精做環境表面擦拭，徹底執行環境消毒。
3. 一位曾感染肺結核病患，經藥物治療完成後，X光片仍在左上肺葉出現浸潤現象，再安排痰液培養後也無肺結核感染情形，因X光片浸潤情形無法完全排除，有疑慮之情形時安排於當日最後一位執行檢查。

13.4 重點複習與練習

依照Taiwan CDC標準，在執行檢查時一定要在有抽風設備環境下執行檢查，當發生有感染疑慮病患時要先排除感染情形，若排除後仍有疑慮時，就必須將病患安排在最後執行檢查，避免發生交互感染情形。

環境的消毒與滅菌也要依照使用消毒溶液仿單執行標準作業，有效的降低環境中交互感染。

在執行任何技術，只要接觸到病人前後、周圍環境等，即便是戴上手套執行檢查，結束後脫下手套都要確實執行手部衛生，做好環境清潔消毒、用物消毒及手部衛生是可大幅下降醫療院所內文互感染情形。

參考文獻

1. 衛生福利部疾病管制署專業人士版，負壓隔離病房標準作業手冊，http：//www.cdc.gov.tw/professional/info.aspx？treeid=10e4730dbc2eb10f&nowtreeid=eed17251205b4e37&tid=133AC49C18006F72
2. 衛生福利部疾病管制署專業人士版，手部衛生專區，http://www.cdc.gor.tw/professional/handhygiene.aspx?theme = hand hygiene & treeid = 15ea1948ffc4fa7a&nowtreeid=46c503c6997fecf3

索引

英文索引

中文索引

十一畫

十二畫

十三畫

十四畫

十五畫

十六畫

十七畫

十八畫

十九畫

二十二畫

二十三畫

國家圖書館出版品預行編目資料

肺功能檢查原理與臨床實務／吳明峰等著.
－－初版.－－臺北市：五南，2018.12
面；　公分
ISBN 978-957-763-160-2（平裝）

1.肺功能檢查

415.413　　107019754

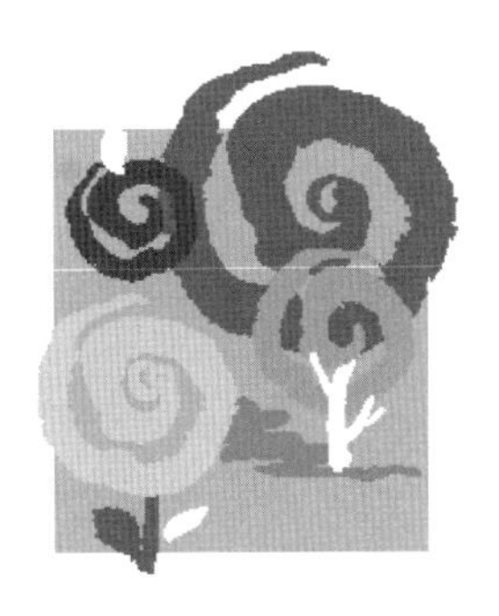

5J85

肺功能檢查原理與臨床實務

作　　者 — 吳明峰（60.8）　邱麗華　陳怡妏　陳輝帆　黃偉彰
楊千梅　温志煜　楊珮青（依姓名筆畫排序）
發 行 人 — 楊榮川
總 經 理 — 楊士清
副總編輯 — 王俐文
責任編輯 — 金明芬
封面設計 — 斐類設計工作室
出 版 者 — 五南圖書出版股份有限公司
地　　址：106台北市大安區和平東路二段339號4樓
電　　話：(02)2705-5066　　傳　　真：(02)2706-6100
網　　址：http://www.wunan.com.tw
電子郵件：wunan@wunan.com.tw
劃撥帳號：01068953
戶　　名：五南圖書出版股份有限公司
法律顧問　林勝安律師事務所　林勝安律師
出版日期　2018年12月初版一刷
定　　價　新臺幣600元

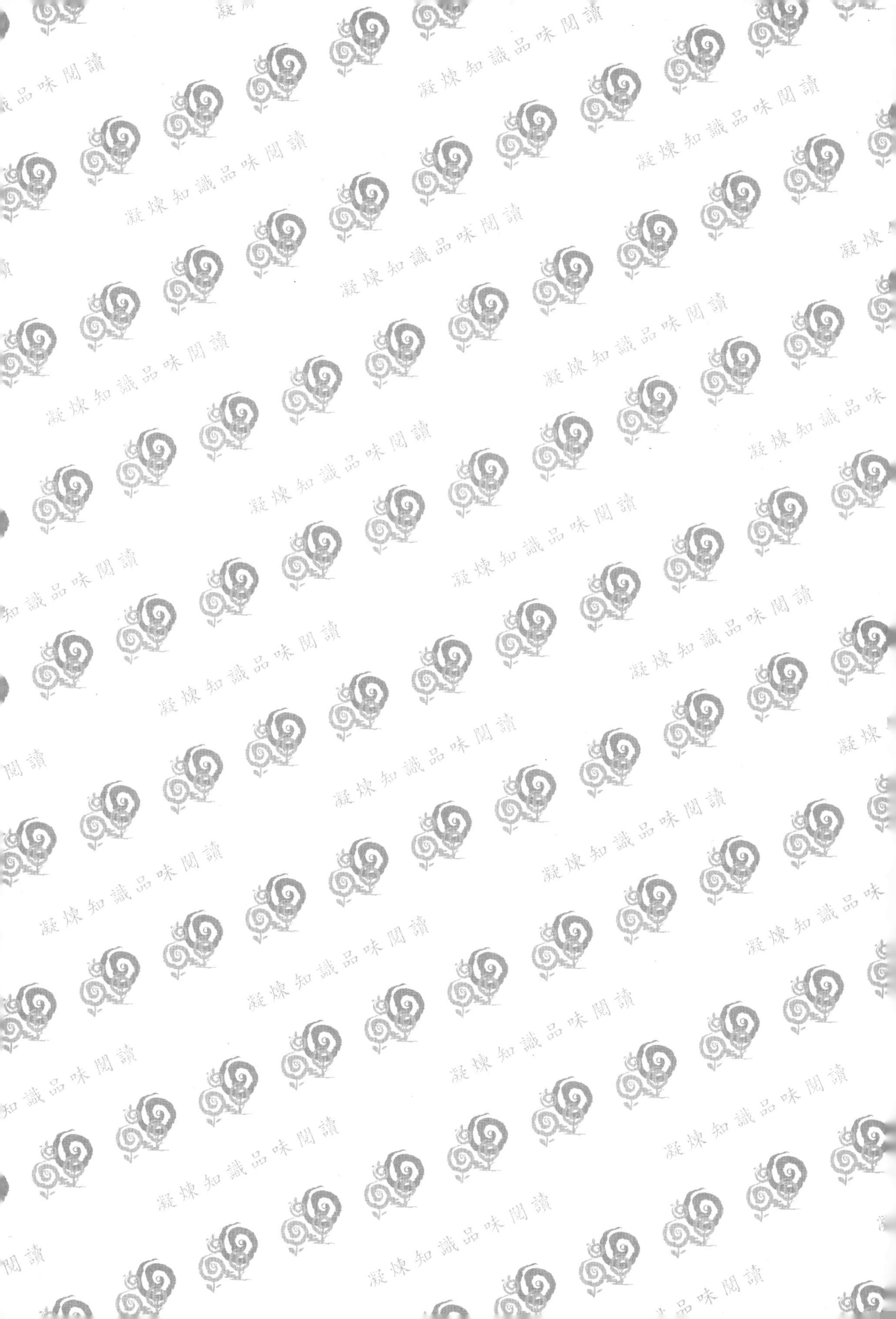

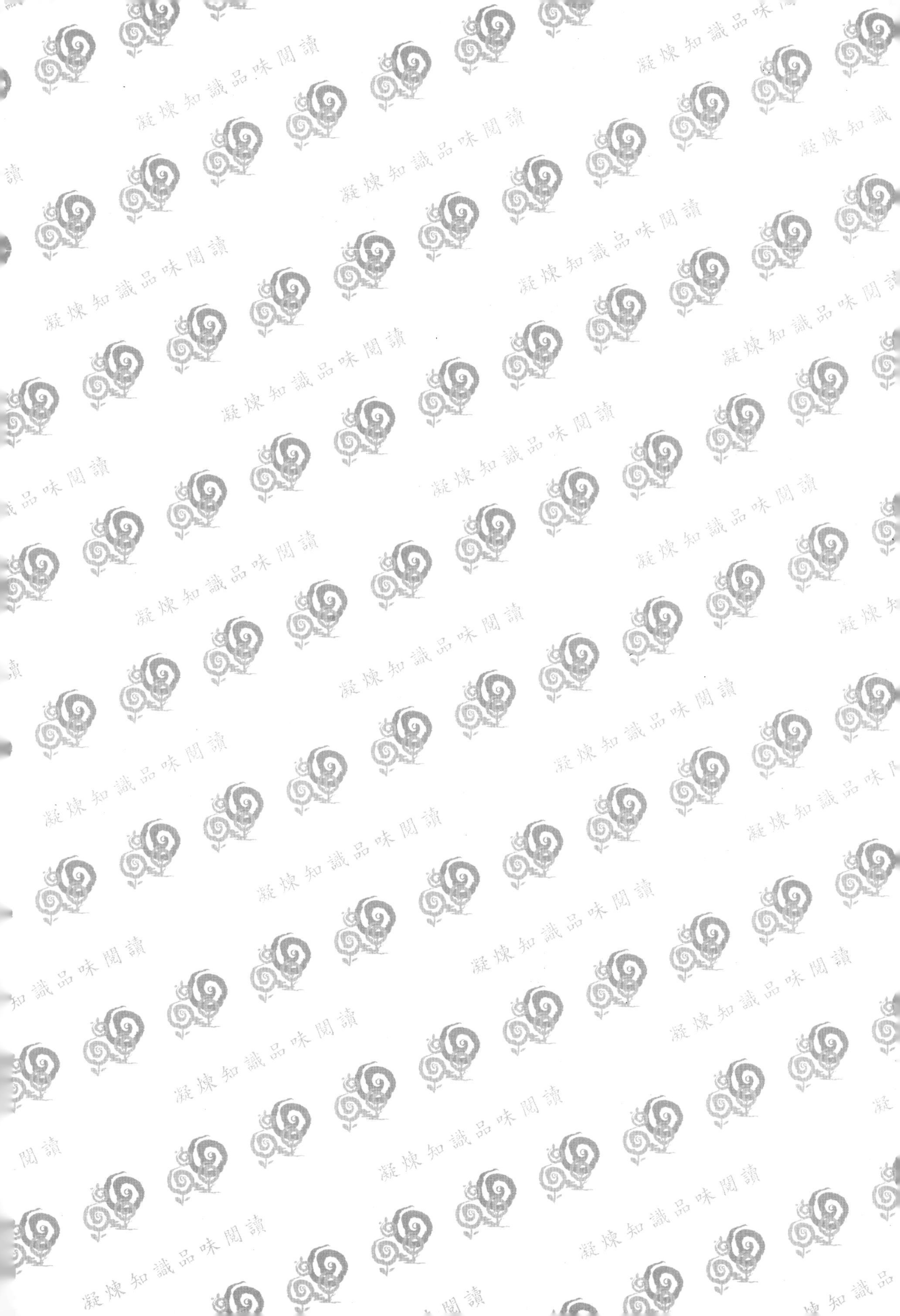
凝煉知識品味閱讀